Impfen - ganz praktisch

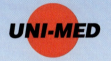

UNI-MED Verlag AG
Bremen - London - Boston

Prof. Dr. med. habil. Burkhard Schneeweiß
Chefarzt der Abteilung Pädiatrie der Ostseeklinik Kühlungsborn
Waldstr. 51
18225 Kühlungsborn
privat:
Karolinenhofweg 20
12527 Berlin

Die Deutsche Bibliothek - CIP-Einheitsaufnahme

Schneeweiß, Burkhard:
Impfen - ganz praktisch/Burkhard Schneeweiß.-
1. Auflage - Bremen: UNI-MED, 2002
(UNI-MED SCIENCE)
ISBN 3-89599-592-4

© 2002   by UNI-MED Verlag AG, D-28323 Bremen,
            International Medical Publishers (London, Boston)
            Internet: www.uni-med.de, e-mail: info@uni-med.de
Printed in Germany

Das Werk ist urheberrechtlich geschützt. Alle dadurch begründeten Rechte, insbesondere des Nachdrucks, der Entnahme von Abbildungen, der Übersetzung sowie der Wiedergabe auf photomechanischem oder ähnlichem Weg bleiben, auch bei nur auszugsweiser Verwertung, vorbehalten.

Die Erkenntnisse der Medizin unterliegen einem ständigen Wandel durch Forschung und klinische Erfahrungen. Die Autoren dieses Werkes haben große Sorgfalt darauf verwendet, daß die gemachten Angaben dem derzeitigen Wissensstand entsprechen. Das entbindet den Benutzer aber nicht von der Verpflichtung, seine Diagnostik und Therapie in eigener Verantwortung zu bestimmen.

Geschützte Warennamen (Warenzeichen) werden nicht besonders kenntlich gemacht. Aus dem Fehlen eines solchen Hinweises kann also nicht geschlossen werden, daß es sich um einen freien Warennamen handele.

UNI-MED. Die beste Medizin.

In der Reihe UNI-MED SCIENCE werden aktuelle Forschungsergebnisse zur Diagnostik und Therapie wichtiger Erkrankungen "state of the art" dargestellt. Die Publikationen zeichnen sich durch höchste wissenschaftliche Kompetenz und anspruchsvolle Präsentation aus. Die Autoren sind Meinungsbildner auf ihren Fachgebieten.

Wir danken folgenden Mitgliedern unseres Ärztlichen Beirats für die engagierte Mitarbeit an diesem Buch: Florian Brunner, Dr. Sven-Torsten Klinke, Dr. Elke Müller, Dr. Helmut Nigbur.

Vorwort und Danksagung

> "Die nützlichsten Bücher sind solche, die den Leser anregen, sie zu ergänzen."
> *Voltaire (1694 – 1778)*

Vor wenigen Jahrzehnten herrschten noch Infektionskrankheiten, die heute dank systematischer Impfungen fast verschwunden sind. In den 30er Jahren vor dem zweiten Weltkrieg erkrankten und starben in Deutschland noch viele Menschen, zumeist Kinder, an Diphtherie, dem "Würge-Engel der Kinder". Der Keuchhusten war der Schrecken aller Eltern mit einem jungen Säugling. Masern machten praktisch alle Kinder durch; nicht wenige von ihnen starben an schweren Komplikationen wie Pneumonie oder Enzephalitis. Auch die Poliomyelitis forderte ihre Opfer, die – sofern sie überlebten – heute noch unter ihren Lähmungen und Lähmungsfolgen zu leiden haben.

Impfungen haben hier eine segensreiche Wende gebracht. Die schweren Infektionskrankheiten Diphtherie, Pertussis, Masern, Poliomyelitis haben ihren Schrecken verloren und sind so selten geworden, dass viele Ärzte sie aus eigenem Erleben nicht kennen. In weiten Kreisen der Bevölkerung nimmt man die Gefährdung durch Infektionen nicht ernst und unterschätzt auch die Bedeutung von Impfungen.

Aus diesem Grund habe ich die Anfrage des UNI-MED-Verlages gern angenommen, ein Impfbuch für die Praxis zu schreiben. Es enthält die notwendigen Informationen, die ein Arzt für die Durchführung von Impfungen braucht. Auch interessierte Laien, besonders Eltern von Kindern im impfpflichtigen Alter, können hier Unsicherheiten über das Impfen ausräumen.

Ich verbinde mein Anliegen mit einigen ganz praktischen Ratschlägen: Alle ärztlichen Kolleginnen und Kollegen möchte ich dringend bitten, ihren präventiven Fürsorgepflichten gegenüber ihren Patienten nachzukommen und bei ihnen für einen soliden Impfschutz zu sorgen. Allen Eltern, die auf das gesundheitliche Wohl ihrer Kinder bedacht sind, möchte ich ans Herz legen: Lassen Sie Ihr Kind rechtzeitig impfen, damit es vor Infektionskrankheiten verschont bleibt. Mein Rat geht noch weiter und wendet sich an alle Erwachsenen – Ärzte wie Laien: Seien Sie auch ein wenig egoistisch und sorgen Sie selbst für Ihren eigenen Impfschutz. Denn wo sonst in der modernen Medizin bietet sich der Luxus, mit einem kleinen Eingriff gefährliche Krankheiten erst gar nicht entstehen zu lassen anstatt das Risiko einzugehen, sie nicht bewältigen zu können?

Dieser Ratgeber will Ihnen – ganz praktisch – Ihre Impfgedanken beflügeln und Ihre Entscheidung, zu impfen bzw. sich impfen zu lassen, erleichtern. Ich danke Frau Dr. Helmtrud Bisanz, Herrn Christian Schweiger, Herrn Dr. Manfred Welsch und Herrn Martin Wiehl für wertvolle Ratschläge bei der Abfassung des Manuskripts sowie dem UNI-MED Verlag für die großzügige Unterstützung. Für jeden konstruktiven Verbesserungsvorschlag bin ich dankbar.

Berlin, im Januar 2002 *Burkhard Schneeweiß*

Inhaltsverzeichnis

1. Grundlagen — 10
- 1.1. Was sind Impfstoffe? 10
- 1.2. Wie wirken Impfstoffe? 13
- 1.3. Wie sicher sind Impfstoffe? 19
- 1.4. Wer empfiehlt und überwacht? 27

2. Empfehlungen — 34
- 2.1. Impfungen für alle Kinder 34
- 2.2. Impfungen für alle Jugendlichen 38
- 2.3. Impfungen für alle Erwachsenen 40
- 2.4. Impfungen von Risikopersonen und aus besonderen Anlässen 41

3. Durchführung — 56
- 3.1. Wer impft? 56
- 3.2. Wie wird geimpft? 57
- 3.3. Welche Fehler gilt es zu vermeiden? 63
- 3.4. Was entgegnet man Impfskeptikern? 64

4. Häufige Fragen — 70

5. Anhang — 82
- 5.1. Abkürzungen 82
- 5.2. Glossar 83
- 5.3. Kontaktadressen für impfpräventable Erkrankungen (alphabetisch) 91

6. Weiterführende Literatur — 96

Index — 100

Grundlagen

1. Grundlagen

> "Die Natur ist so gemacht, dass sie verstanden werden kann."
> Werner Heisenberg (1901 – 1976)

1.1. Was sind Impfstoffe?

Impfstoffe sind Leuchttürme der Prävention und Hoffnungsträger der Medizin.

Ihre Definition lautet:

> Impfstoffe sind Arzneimittel mit der Fähigkeit, einen Schutz gegenüber bestimmten Krankheiten zu erzeugen.

Impfstoffe bestehen aus ihren eigentlichen, wirksamen Bestandteilen und aus Hilfs- bzw. Begleitsubstanzen.

> Eine Impfung lässt sich mit einer sog. stillen Feiung vergleichen, d.h. mit einer "Infektion ohne Krankheitsfolgen".

Wir werden uns in diesem Kapitel mit Impfstoffen befassen und im nächsten Kapitel ihre Wirkung näher betrachten.

■ Ein Blick in die Vorimpfära

Die Zeit, bevor es Impfstoffe gab, liegt erst wenige Jahrzehnte zurück. In den Jahren zwischen 1930 und 1940 starben allein in Deutschland jährlich

- ca. 6000 Menschen, zumeist Kinder, an Diphtherie
- ca. 1500 Kinder an Masern
- ca. 2000 Kinder an Pertussis
- ca. 500 Menschen an Poliomyelitis (nach Müller)

Abgesehen von diesen beklagenswerten Todesfällen blieben ungezählte Patienten mit lebenslangen Krankheitsfolgen wie Defektheilungen nach Masernenzephalitis oder Lähmungen nach Poliomyelitis zurück. Impfstoffe haben diese Situation grundlegend verändert.

> Impfpräventable Erkrankungen haben durch Impfungen ihren Schrecken verloren.

Eltern und junge Ärzte kennen diese Infektionen aus eigenem Erleben nicht mehr. Manche Menschen nehmen deshalb weder Infektionen noch Impfungen ernst. Dies erweist sich als verhängnisvoller Irrtum, da die Erkrankungen ohne Impfschutz jederzeit wieder auftreten können.

■ Was ist eine impfpräventable Erkrankung?

Eine Infektionskrankheit, die durch eine Impfung verhütet oder deren Verlauf deutlich abgeschwächt werden kann, nennt man impfpräventable Krankheit. Unter den zahlreichen bekannten Infektionskrankheiten - allein die akuten respiratorischen Erkrankungen werden durch mehr als 150 verschiedene Viren hervorgerufen - sind solche, gegen die man bisher impfen kann, in der Minderzahl.

> Es gibt nur für wenige Krankheiten eine Impfung.

Tab. 1.1 gibt eine Auflistung der impfpräventablen Erkrankungen.

■ Alte Impfstoffe – ein Blick zurück in die Vergangenheit der Impfgeschichte.

Impfstoffe haben in Zusammensetzung, Herstellung, Wirkung und Sicherheit in den letzten Jahrzehnten eine gewaltige Entwicklung erfahren. In früheren Zeiten wurden Impfstoffe aus frisch gezüchteten und dann abgetöteten Krankheitserregern (Pertussis-Ganzkeim-, Influenza-Ganzkeim-Impfstoff) oder aus abgetöteten Krankheitserregern aus biologischem Material (Tollwutviren aus tierischem Hirngewebe, Hepatitis B-Virusantigen aus Plasma infizierter Menschen) gewonnen. Auch die Kuhpockenviren als Lebendimpfstoff gegen Pocken müssen hier erwähnt werden. Diese Impfstoffe ließen sich nicht exakt standardisieren und wiesen teilweise erhebliche Nebenwirkungen auf. Diese Nachteile der Impfstoffe wurden jedoch bewusst in Kauf genommen, weil die Menschheit unter den Seuchen litt und die günstigen Wirkungen der Impfungen sah: Pertussis ging zurück, ein Impfschutz vor Influenza und Hepatitis B war möglich, an Tollwut musste man nicht mehr sterben und die Pocken konnten sogar vollständig von der Erde beseitigt - eradiziert - werden. Seit 1980 ist nirgendwo auf der Erde eine Impfung gegen Pocken mehr nötig gewesen.

1.1. Was sind Impfstoffe?

Krankheit	Erreger	Übertragung	Immunität n. Erkr.	Impfstoff	Besonderheiten
Virusinfektionen					
FSME	FSME-Virus	Zecken	lebenslang	Totimpfstoff	zurzeit nicht für Kinder
Gelbfieber	Gf-Virus	Mücken	lebenslang	Lebendviren	
Hepatitis A	HA-Virus	oral	lebenslang	Totimpfstoff	
Hepatitis B	HB-Virus	parenteral/ perinatal	lebenslang	HBs-Antigen	gentechnologisch produziert
Influenza	I-Viren	Tröpfchen	1-2 Jahre typenspezif.	Spaltimpfstoff	
Japan-Enzephalitis	JE-Virus	Mücken	lebenslang	Totimpfstoff	in Deutschland nicht zugelassen
Masern	M-Virus	Tröpfchen	lebenslang	Lebendviren	MMR
Mumps	M-Virus	Tröpfchen	lebenslang	Lebendviren	MMR
Pocken	P-Viren	Tröpfchen	lebenslang	Lebendviren	durch Impfung ausgerottet
Poliomyelitis	P-Viren	oral	lebenslang typenspezif.	OPV oder IPV	kurz vor Ausrottung
Röteln	R-Virus	Tröpfchen	lebenslang	Lebendviren	MMR
Rotavirus-Darminfektion	Rotaviren	oral	lebenslang	Lebendviren	ausgesetzt
Tollwut	Lyssa-Virus	Kontakt Hautverletzung	wenige Jahre	Totimpfstoff	Krankheit stets tödlich
Varizellen	Varicella-Zoster-Virus	Tröpfchen	Jahrzehnte	Lebendviren	
Bakterielle Infektionen					
Anthrax (Milzbrand)	*Bacillus anthracis*	Kontakt, Tröpfchen	Jahre	Totimpfstoff (Lebendimpfstoff)	nicht in Deutschalnd
Borreliose	*Borrelia burgdorferi*	Zecken	inkomplett typenspez.	Totimpfstoff	in Erprobung
Cholera	*Vibrio cholerae*	oral	Monate - Jahre	Totimpfstoff	von der WHO nicht empfohlen
Diphtherie	*Corynebact. diphtheriae*	Tröpfchen	keine	Toxoid	
Haemophilus-Infektionen	*Haemophilus influenzae Typ b*	Tröpfchen	erst nach dem 2. Lj	Konjugat	
Meningokokken-Infektionen	*Neisseria meningitidis*	Tröpfchen	erst nach dem 2. Lj	Kapsel und Konjugat	
Pertussis	*Bordetella pertussis*	Tröpfchen	ca. 20 Jahre	Totimpfstoff	
Pest	*Yersinia pestis*	Flöhe, Tröpfchen	Jahre	Totimpfstoff (Lebendimpfstoff)	nicht in Deutschland
Pneumokokken-Infektionen	*Streptococcus pneumoniae*	Tröpfchen	erst nach dem 2. Lj	Kapsel und Konjugat	
Tetanus	*Clostridium tetani*	Hautverletzung	keine	Toxoid	
Tuberkulose	*Mycobacterium tuberculosis*	Tröpfchen	zellulär Jahrzehnte	BCG-Lebendkeime	nicht in Deutschland
Typhus	*Salmonella typhi*	oral	Jahre	Tot- und Lebendimpfstoff	

Tab. 1.1: Impfpräventable Erkrankungen.

■ Heute gelten strenge Vorschriften

Jeder Impfstoff unterliegt heute außergewöhnlich strengen Herstellungsvorschriften, die auf die Sicherheit des Produktes ausgerichtet sind.

Für die Herstellung und Prüfung von Impfstoffen gelten Rechtsvorschriften, wie sie in Deutschland im Arzneimittelgesetz (AMG) niedergelegt sind. Hierdurch werden Herstellung, Prüfung, Zulassung und Chargenfreigabe eines jeden Impfstoffs geregelt.

> Herstellung und Prüfung der Impfstoffe unterliegen strengsten Sicherheitsvorschriften.

Für die staatliche Prüfung und Freigabe ist das Paul-Ehrlich-Institut als unabhängige Institution verantwortlich. Im Rahmen der Einigung Europas findet eine Harmonisierung der nationalen Gesetze und Vorschriften zu Arzneimitteln – also auch Impfstoffen – statt. Eine zentrale Bedeutung kommt dabei den Richtlinien und Entscheidungen des Rates und der Kommission der Europäischen Union (EU) zu. Die Europäische Agentur für die Beurteilung von Arzneimitteln (EMEA) hat u. a. die Aufgabe, der Kommission Arzneimittelzulassungen zu empfehlen, die für alle Mitgliedstaaten der EU gelten. Im Europäischen Arzneibuch sind nach Übereinkunft der 15 Mitgliedsländer der EU einschließlich der Bundesrepublik Deutschland neuerdings sämtliche Monographien, die die Herstellung und Prüfung von Impfstoffen betreffen, enthalten.

■ Einteilung der Impfstoffe

Nach ihrer Herstellung lassen sich drei Impfstoffarten unterscheiden: Lebendimpfstoffe, inaktivierte Impfstoffe (Totimpfstoffe) und biotechnologisch hergestellte Impfstoffe (☞ Tab. 1.2).

Lebendimpfstoffe bestehen aus attenuierten, d.h. in ihrer Pathogenität abgeschwächten Mikroorganismen. Beispiele sind die Impfstoffe gegen Gelbfieber, Masern, Mumps, Röteln, Windpocken, die oralen Poliomyelitis- und Typhusimpfstoffe sowie der BCG-Impfstoff. Die wichtigste Anforderung an die Impfstoffherstellung ist die Konstanz der Attenuierungsmerkmale des Impfstammes. Zwecks guter Haltbarkeit werden Stabilisatoren zugesetzt. Die Wirksamkeit von Lebendimpfstoffen beruht auf der Vermehrung der Erreger im Organismus des Impflings und hat meist eine jahrzehntelange Dauer. In Tab. 1.3 sind die Vor- und Nachteile von Lebendimpfstoffen aufgelistet.

- Lang andauernde Immunität; regelmäßige Auffrischimpfungen nicht erforderlich
- Impfungen mit Lebendimpfstoffen imitieren in zeitlich verkürzter und gemilderter Form die natürliche Infektion; es kann zu einer "Impfkrankheit" kommen
- Interferenz mit interkurrenten Infektionen und anderen Lebendimpfstoffen möglich; deshalb Abstand zu anderen Lebendimpfstoffen erforderlich
- Ausscheidung und Verbreitung des Impfstammes bei oralem Polioimpfstoff möglich; potentiell positive Auswirkung mit Herdimmunität im Umfeld des Impflings; sehr selten auch Mutation des Impfstammes zur Virulenz und Erkrankung des Impflings bzw. von Kontaktpersonen
- Nicht anwendbar bei Schwangeren und Personen mit Immunschwäche, gelegentlich auch nicht bei Gesunden mit Kontaktpersonen, die diesem Kreis angehören
- Kühlkette bei Transport und Lagerung notwendig
- Entsorgung von Behältnissen, Kanülen etc. nach Anwendung: Infektiöses Material!

Tab. 1.3: Vor- und Nachteile von Lebendimpfstoffen (nach Fenyves und Schneeweiß).

Nicht vermehrungsfähig (= Totimpfstoffe)			Vermehrungsfähig (= Lebendimpfstoffe)	
Toxoide	Erregerbestandteile	Abgetötete Erreger	Viren	Bakterien
Diphtherie	Hepatitis B	FSME	Gelbfieber	BCG
Tetanus	Hib	Hepatitis A	Masern	Typhus oral
	Influenza	Polio parenteral	Mumps	
	Meningokokken	Japan-Enzephalitis	Polio oral	
	Pertussis, azellulär	Tollwut	Röteln	
	Pneumokokken	Typhus parenteral	Varizellen	

Tab. 1.2: Einteilung der Impfstoffe.

Bei den sog. **Totimpfstoffen** handelt es sich entweder um

- Inaktivierte intakte Mikroben (Bordetella pertussis, Choleravibrionen, FSME-Viren, Hepatitis A-Viren, Polioviren, Tollwutviren)
- Erregerbestandteile (z.B. azelluläre Pertussisvakzine, Impfstoffe aus Polysacchariden von Pneumokokken und Meningokokken oder Haemophilus influenzae Typ b)
- Detoxifizierte Toxine (z.B. Diphtherie- und Tetanustoxoid) oder
- Spalt- oder Untereinheiten-Impfstoffe (z.B. Influenza Spalt- und Subunitimpfstoff)

In Tab. 1.4 sind die Vor- und Nachteile von Totimpfstoffen aufgelistet.

- Schutzwirkung ist oft von Bindung an Träger (Konjugatimpfstoff Hib) oder Adjuvans (Verstärker) abhängig und von begrenzter Dauer; deshalb regelmäßige Nachimpfungen erforderlich
- Totimpfstoffe verursachen keine Infektion/Impfkrankheit und es gibt auch keine Übertragung eines Erregers auf Kontaktpersonen
- Keine Interferenz mit interkurrenten Infektionen und mit Lebendimpfstoffen; vielfach kombinierbar
- Anwendung schließt keine speziellen Personenkreise wie Schwangere oder Immunschwache aus; auch Umfeld des Impflings ist diesbezüglich ohne Bedeutung
- Herstellung ist durch aufwendige Reinigungsschritte, große Antigenmengen pro Dosis und häufige Auffrischimpfungen gekennzeichnet; dadurch kostenintensiv
- Kühlkette meist nicht erforderlich
- Entsorgung von Behältnissen, Kanülen etc. nach Anwendung: nichtinfektiös, jedoch Verletzungsgefahr

Tab. 1.4: Vor- und Nachteile von inaktivierten Impfstoffen (nach Fenyves und Schneeweiß).

Biotechnologisch hergestellte Impfstoffe enthalten protektiv wirkende Erregerbestandteile, die nach gentechnischem Einbau des kodierenden Gens aus Mikrobenzellen gewonnen werden. Beispielsweise wird auf diese Weise das in Hefezellen gebildete Oberflächenantigen des Hepatitis B-Virus (HBs-Antigen) produziert.

Einzel- und Kombinationsimpfstoffe: Seit längerer Zeit und in zunehmendem Maße werden speziell für die Immunisierung von Kindern und Jugendlichen neben Einzelimpfstoffen polyvalente Produkte hergestellt, z.B. gegen Masern, Mumps, Röteln oder gegen Diphtherie, Tetanus, Pertussis, denen auch noch Hib, inaktivierte Poliovakzine und HBs-Antigen zugesetzt wird.

> Kombinationsimpfstoffe haben den Vorteil, mit einem "Stich" gleichzeitig gegen mehrere Krankheiten zu schützen.

Bevor ein neuer Impfstoff zugelassen wird, muss er seine Unschädlichkeit und Wirksamkeit in klinischen Studien erweisen. Das gilt auch für jede neue Impfstoffkombination.

> Alle modernen Impfstoffe dürfen als unschädlich gelten.

In den Tabellen 1.5 und 1.6 sind die in Deutschland zugelassenen Impfstoffe mit einer Kurzcharakteristik alphabetisch aufgelistet. Diese Übersicht ermöglicht eine rasche Orientierung.

■ Begleitsubstanzen in Impfstoffen

Neben dem Impfantigen enthält jeder Impfstoff noch weitere Substanzen. Sie dienen der Stabilisierung, der Konservierung bzw. Kontaminationsreduktion und auch der Erhöhung der Wirksamkeit, wie Tab. 1.7 zeigt. Selten einmal können Begleitstoffe Nebenwirkungen, z.B. allergische Reaktionen auslösen.

> Bemühungen der Impfstoffhersteller sind darauf gerichtet, Impfstoffe möglichst rein ("pur"), d.h. ohne Begleitsubstanzen zu produzieren

1.2. Wie wirken Impfstoffe?

Das Immunsystem des Menschen reagiert auf Impfantigene prinzipiell nicht anders als auf Krankheitserreger. Der Unterschied liegt "lediglich" in einer unschädlichen "Zubereitung" des Impfstoffs.

> Eine Impfung lässt sich mit einer "stillen Feiung" vergleichen.

Infektion	Impfstoff	Impfmodus	Applikation	Schutz	Schutzdauer	Präparate in Deutschland (Rote Liste 2001)
Cholera	Totimpfstoff	2 Dosen: 0, 1-4 Wo	nach Alter: 0,2-1,0 ml i.m. od. s.c.	ca. 50 %	ca. 1 Jahr	Cholera
Diphtherie	Toxoidimpfstoff	3 Dosen: 0, 1-2 Mo, 6-12 Mo	0,5 ml i.m.	> 95 %	ca. 10 Jahre	Diphtherietoxoid (Ki) (D) Diphtherietoxoid (Erw) (d)
FSME	Totimpfstoff	2-3 Dosen: 0, 1 Mo, 9-12 Mo	0,5 ml i.m.	> 90 %	ca. 5 Jahre	Encepur, TicoVac (> 12 Lebensjahre)
Gelbfieber	Lebendvirus-Impfstoff	1 Dosis	0,5 ml s.c. od. i.m.	> 95 %	ca. 10 Jahre	STAMARIL
Hepatitis A	Totimpfstoff	2 Dosen: 0, 6-12 Mo	Kinder ab 2. Lj 0,5 ml i.m. Erwachsene 1,0 ml i.m.	> 95 %	> 10 Jahre	EPAXAL, HAV pur, Havrix 720, Havrix 1440, VAQTA K, VAQTA
Hepatitis B	gentechnologisch hergest. HBs-Ag	3 Dosen: 0, 1, 6 Mo 0, 1, 12 Mo 0, 1, 2, 12 Mo	nach Hersteller 0,5-1,0 ml i.m.	> 95 %	> 10 Jahre	Engerix-B (Erw.), Engerix-B (Ki), Gen HB-Vax, Gen HB-Vax pro inf, Gen HB-Vax D
Haemophilus influenzae Typ b (Hib)	Konjugat-Impfstoff	3 Dosen: 0, 1-2 Mo, 6-12 Mo ab 5. Lj 2 Dosen: 0, 1 Mo	0,5 ml i.m.	> 95 %	5 - 10 Jahre	ACT-HiB, HibTITER, PedvaxHIB Liquid
Influenza	Totimpfstoff (Spaltimpfstoff)	bis 3. Lj 2 Dosen: 0, 1-2 Mo ab 4. Lj 1 Dosis	6. Lm - 3. Lj 0,25 ml ab 4. Lj 0,5 ml i.m.	> 90 %	1 Jahr	ADDIGRIP™, Begrivac, Fluad, Grippe-Impfstoff PB, Inflexal, Influsplit, Influvac, Mutagrip
Masern	Lebendvirus-Impfstoff	2 Dosen: (Mindestabstand 4 Wo)	0,5 ml s.c. od. i.m.	95 %	> 10 Jahre	Masern-Impfstoff
Mumps	Lebendvirus-Impfstoff	2 Dosen: (Mindestabstand 4 Wo)	0,5 ml s.c. od. i.m.	95 %	> 10 Jahre	Mumpsvax
Röteln	Lebendvirus-Impfstoff	2 Dosen: (Mindestabstand 4 Wo)	0,5 ml s.c. od. i.m.	95 %	> 10 Jahre	Röteln-Impfstoff-HDC, Rubellovac (HDC)
Meningokokken	Polysaccharid-Impfstoff (Typen A,C,W135,Y), Konjugat-Impfstoff	> 2 Jahre 1 Dosis < 2 Jahre je nach Alter 3 oder 2 Dosen: 0, 4 Wo	0,5 ml i.m. od. s.c.	ca. 90 %	ca. 5 Jahre	Meningokokken-Impfstoff A+C, Mencevax ACWY Meningitec (Konjugat-Impfstoff)

1.2. Wie wirken Impfstoffe?

Pertussis	Totimpfstoff 1. Ganzkeimimpfstoff (wP) 2. Azellulärer Impfstoff (aP)	4 Dosen: 0, 1 Mo, 2 Mo, 6-12 Mo	0,5 ml tief i.m.	ca. 85 %	ca. 10 Jahre	monovalenter Ganzkeimimpfstoff in Deutschland nicht verfügbar Pac Mérieux
Pneumokokken	Polysacharid-Impfstoff (mit 23 von ca. 90 Serotypen) Konjugat-Impfstoff (mit 7 von 90 Serotypen)	> 2 Jahre 1 Dosis < 2 Jahre nach Alter 3x, 2x oder 1x	0,5 ml i.m. od. sc. 0,5 ml i.m. od. s.c.	ca. 90 % ca. 70 %	ca. 6 Jahre ca. 3 Jahre	Pneumopur, Pneumorix, Pneumovax 23, PNU-Immune Prevenar (Konjugat-Impfstoff)
Poliomyelitis	2 Impfstoffe mit je 3 Virustypen: 1. Totimpfstoff (Inaktivierte Polio-Vakzine=IPV) 2. Lebendvirus-Impfstoff (Orale Polio-Vakzine=OPV)	2 Dosen: 0, 2 Mo 3 Dosen: 0, 2 Mo, 6-12 Mo	1,0 ml s.c. od. i.m. oral	ca. 90 % ca. 95 %	ca. 10 Jahre > 10 Jahre	IPV Mérieux, IPV Virelon Schluckimpfung in Deutschland nur für evtl. Polio-Ausbruch verfügbar
Tetanus	Toxoidimpfstoff	3 Dosen 0, 1-2 Mo, 6-12 Mo	0,5 ml i.m.	99 %	ca. 10 Jahre	Tetamun, Tetanol, Tetanus-Impfstoff, Tetasorbat
Tollwut	Totimpfstoff entweder aus humanen diploiden Zellkulturen (HDC), oder aus Hühnerfibroblast-Zellkulturen (PCEC)	3(-6) Dosen: Langzeitmodus 0, 1-2 Mo, 12 Mo Schnellimmunisierung (bei Tollwutverdacht): 0, 1 Wo, 3 Wo, 12 Mo	1,0 ml i.m.	> 95 %	ca. 3 -5 Jahre	Rabipur, Rabivac, Tollwut-Impfstoff (HDC)
Typhus	2 Impfstoffe: 1.Totimpfstoff 2.Lebendimpfstoff	ab 2. Lj 1 Dosis 3 Dosen: 0, 2. Tag, 4. Tag	i.m. oral als Kapsel	ca. 95 % ca. 90 %	1 - 2 Jahre	Typherix, TYPHIM Vi, Typhoral L, Vivotif
Varicella	Lebendvirus-Impfstoff	1 Dosis	0,5 ml s.c. od. i.m.	98 %	> 10 Jahre	Varilrix

Tab. 1.5: Die in Deutschland zugelassenen Impfstoffe mit Kurzcharakteristik.

Handelsname	Impfantigene	Indikationen
Boostrix	di Tet aP	Auffrischimpfung ab 10. Lj
DTP Mérieux	Di Tet gP	Grundimmunisierung zwischen 3. Lm - Ende 5. Lj
DT für Kinder	Di Tet	Grundimmunisierung zwischen 3. Lm - Ende 5. Lj
HEXAVAC	Di Tet aP IPV Hib HBs	Grundimmunisierung bis Ende 5. Lj
Infanrix	Di Tet aP	Grundimmunisierung bis Ende 5. Lj
Infanrix hexa	Di Tet aP IPV Hib HBs	Grundimmunisierung bis Ende 5. Lj
Infanrix + Hib	Di Tet aP + Hib	Grundimmunisierung bis Ende 5. Lj
Infanrix-IPV + Hib	Di Tet aP IPV Hib	Grundimmunisierung bis Ende 5. Lj
MMR Triplovax	MMR	aktive Immunisierung ab 12. (9.) Lm
MMR-Vax	MMR	aktive Immunisierung ab 12. (9.) Lm
MMVax	MM	aktive Immunisierung ab 12. (9.) Lm
PENTAVAC™	Di Tet aP IPV Hib	Grundimmunisierung bis Ende 5. Lj
Priorix	MMR	aktive Immunisierung ab 12. (9.) Lm
PROCOMVAX™	Hib Meningok. HBs	Grundimmunisierung
Quatro-Virelon	Di Tet aP IPV	Grundimmunisierung bis Ende 5. Lj
REVAXIS	di Tet IPV	Auffrischimpfung ab 6. Lj
Td-Impfstoff Mérieux	di Tet	Grund- und Auffrischimpfung ab 6. Lj
Td-pur	di Tet	Grund- und Auffrischimpfung ab 6. Lj
Td-Rix	di Tet	Grund- und Auffrischimpfung ab 6. Lj
Td-Virelon	di Tet IPV	Auffrischimpfung ab 6. Lj
TETRAVAC	Di Tet aP IPV	Grundimmunisierung ab 3. Lm bis Ende 5. Lj
Twinrix Erw.	HA + HBs	
Twinrix Kinder	HA + HBs	ab 2. Lj

Tab. 1.6: In Deutschland sind folgende Kombinationsimpfstoffe zugelassen (alphabetisch nach Roter Liste 2001).
Di, di: Diphtherie-Toxoid; **Tet**: Tetanus-Toxoid; **aP**: azelluläres Pertussisantigen; **gP**: Ganzkeim-Pertussisantigen; **IPV**: inaktivierte Polio-Viren; **Hib** Haemophilus influenzae Typ b; **HBs**: Hepatitis B-Oberflächenantigen; **MMR**: Masern-Mumps-Röteln-Viren; **MM**: Masern-Mumps-Viren; **Meningok.**: Meningokokken-Antigen; **HA**: Hepatits A-Viren.

1.2. Wie wirken Impfstoffe?

Substanz	Funktion	Beispiel
Hühnereiweiß	Kulturmedium des Impfstammes	Influenza <5 µg/Dosis Gelbfieber 1,5 mg/Dosis
Humanalbumin	Stabilisator	Viruslebendimpfstoffe
Kälberserum aus BSE-freien Beständen	Stabilisator	Viruslebendimpfstoff < 1 ng pro Dosis
Antibiotika	Dekontamination	Lebendvirusimpfstoffe
Formaldehyd, Thiocyanat, Bernsteinsäure	Inaktivierung/Detoxifizierung	Totimpfstoffe (Spuren)
Phenol	Inaktivierung	Choleraimpfstoff Pneumokokkenimpfstoff
β-Propiolacton	Virusinaktivierung	Virustotimpfstoff
Thiomersal, Timerfonat (Hg-Verbindungen)	Konservierung	Totimpfstoff
Phenoxyethanol	Konservierung	Totimpfstoff
Aluminiumhydroxid	Adjuvans	Toxoidimpfstoffe
Squalen	Adjuvans	Influenza-Impfstoff > 65 J.

Tab. 1.7: Begleitsubstanzen in Impfstoffen.

Sie entfaltet die gleiche Schutzwirkung wie eine Infektion ohne Krankheitsfolgen.

Das Impfantigen wird nach Aufnahme und Zerlegung durch große Fresszellen (Makrophagen; ☞ Abb. 1.1) dem lymphozytären Zellsystem präsentiert und von diesem als fremd erkannt.

Solche mononukleären Phagozyten sind in vielen Organen anzutreffen (☞ Tab. 1.8), sie sind praktisch ubiquitär im Körper verteilt.

Zelle	Lokalisation
Monozyten	Blut
Makrophagen (dendritische Zellen)	Lymphorgane
Histiozyten	Bindegewebe
Langerhans-Zellen	Haut
Kupffer-Sternzellen	Leber
Alveolarzellen	Lungen
Osteoklasten	Knochen
Synovialzellen	Gelenke
Mikroglia	ZNS

Tab. 1.8: Mononukleäre Phagozyten.

Aktivierte T-Zellen und B-Zellen erhalten einen enormen, spezifischen, d. h. streng auf das auslösende Impfantigen gerichteten Vermehrungsanstoß. Sie teilen und vermehren sich in rasanter Geschwindigkeit. Ferner synthetisieren und sezernieren sie Interleukine und Antikörper bzw. bleiben als Gedächtniszellen auf Abruf liegen (☞ Abb. 1.2).

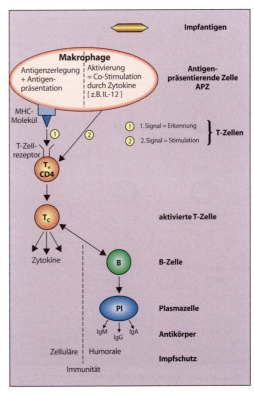

Abb. 1.1: Funktion der Makrophagen.

Die Immunwirkung eines Impfantigens (Immunogenität) kann durch eine Antikörpermessung bestimmt werden. Methodisch schwieriger, jedoch grundsätzlich möglich ist die Erfassung der aktiven T-Zellen (☞ Tab. 1.9).

Humorale Immunität (Antikörperbestimmung)
• Neubildung (Serokonversion)
• Anstieg der Konzentration
• Immunglobulinklasse (IgM, IgG, IgA)
Zelluläre Immunität (Lymphozyten-Untersuchung), methodisch aufwendig
• Proliferation
• Aktivierung

Tab. 1.9: Messung der Immunogenität.

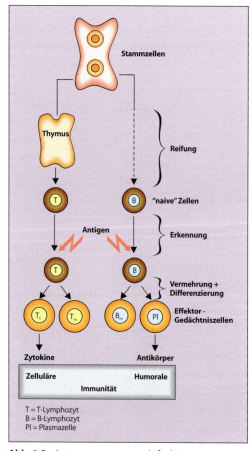

Abb. 1.2: Immunsystem - vereinfacht.

Von praktischer Bedeutung ist die Dauer der Immunwirkung, die in den Immungedächtniszellen ("memory cells") verankert ist und dem Impfling eine sog. boosterfähige Immunität verleiht, d. h. die Fähigkeit, im Wiederholungsfall auf ein und dasselbe Antigen - Impfstoff oder Infektion - mit einer sofortigen klonalen Lymphozytenvermehrung zu reagieren (☞ Abb. 1.3).

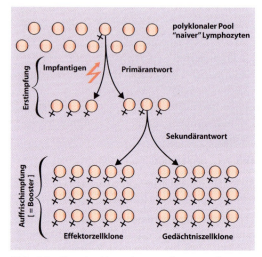

Abb. 1.3: Klonale Vermehrung der Lymphozyten durch Wiederimpfung.

Entscheidend für eine Aussage über den Impfschutz (Protektivität) ist das Verschontbleiben des Impflings unter Ansteckungsgefährdung, z.B. in einem sog. Feldversuch oder in einer Haushaltskontaktstudie (☞ Tab. 1.10).

Methode: Epidemiologische Studien
Feldversuch
Vergleich der Erkrankungshäufigkeit von Geimpften mit nicht Geimpften
Haushaltskontakt-Studie
Vergleich der Erkrankungshäufigkeit von Geimpften mit nicht Geimpften in kleinen Gruppen unter kontrollierten Bedingungen (Indexfall)

Tab. 1.10: Messung der Protektivität.

> Die entscheidenden Eigenschaften eines Impfstoffs sind seine Verträglichkeit und seine Schutzwirkung.

Grundlage dafür ist das Immungedächtnis, das sich durch eine Immunantwort (z.B. Antikörperanstieg) unter einer erneuten Antigenzufuhr - Boosterimpfung - nachweisen lässt.

Die Verträglichkeit eines Impfstoffs wird anhand seiner Nebenwirkungen geprüft (☞ Tab. 1.11), die man als Reaktogenität eines Impfstoffs zusammenfasst.

Methode: Klinische Studien
Häufigkeit und Schwere von Nebenwirkungen
Einzelfallberichte (Kasuistiken)
Beschreibung von Symptomen im (zeitlichen, vielleicht kausalen) Zusammenhang mit einer Impfung (entscheidende Frage: Plausibilität?)

Tab. 1.11: Bestimmung der Reaktogenität.

■ Dauer des Impfschutzes

Der Impfschutz, die Protektivität, hängt im wesentlichen von der Lebensdauer der Immungedächtniszellen und von der Art des Impfstoffs ab. Lebendimpfstoffe bewirken eine längere Immunität als Totimpfstoffe. Letztere erfordern in aller Regel eine etwa 10jährige Wiederimpfung (Booster). Nur wenige Impfungen wie die gegen FSME und Pneumokokken haben eine kürzere Wirkdauer und müssen dementsprechend früher geboostert werden.

■ Aufbewahrung und Transport von Impfstoffen

Beide sind für die Wirksamkeit von Impfstoffen bedeutsam. Die Einhaltung einer bestimmten Lagerungs- und Transporttemperatur garantiert beispielsweise die Wirksamkeit eines Impfstoffs. Impfstoffe sollen bei + 2 bis + 8° C gelagert werden. Die Temperatur ist regelmäßig zu kontrollieren. Der Kühlschrank bzw. das Kühlschrankfach ist nur für Impfstoffe oder Arzneimittel, nicht für Lebensmittel zu benutzen. In Türfächern des Kühlschranks ist die vorgeschriebene niedrige Temperatur nicht zu halten. Deshalb sind sie als Aufbewahrungsort für Impfstoffe ungeeignet (☞ Abb. 1.4).

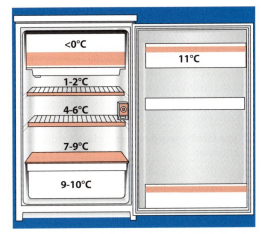

Abb. 1.4: Impfstoff-Aufbewahrung im Kühlschrank – Temperaturbereiche (nach Illing et al.).

> Für Lebendvirusimpfstoffe (Masern, Mumps, Röteln, Varizellen) ist die strikte Einhaltung der Kühlkette eine unabdingbare Voraussetzung für deren Wirksamkeit.

Ein Einfrieren eines Impfstoffs ist zu vermeiden. Adsorbathaltige Impfstoffe vertragen den Wechsel von Einfrieren und Auftauen nicht: Die Lokalbeschwerden nehmen zu, die Wirksamkeit nimmt ab (Quast). Glasampullen und Glasspritzen "springen" und können durch Haarrisse kontaminiert werden.

Tab. 1.12 gibt eine Übersicht über die Lagerungs- und Transporttemperaturen für die üblichen Impfstoffe:

Impfstoffe	Lagerung bei ° C	Transport nur in Kühlkette
MMR, Varicella Typhus (oral)	2-8° C	ja
Influenza, Tollwut	2-8° C	nein
Td, DT, HAV, HBV, Hib, IPV, P	2-8° C	nein

Tab. 1.12: Lagerungs- und Transporttemperaturen für übliche Impfstoffe.

1.3. Wie sicher sind Impfstoffe?

Die Devise "Impfen" lautet nicht "Impfen um jeden Preis!" Sie muss vielmehr lauten: "Impfen mit dem bestmöglichen Nutzen-Risiko-Verhältnis". Schließlich handelt es sich bei jedem Impfling um einen gesunden Menschen, der vor Infektionskrankheiten geschützt werden soll und nicht etwa einen gesundheitlichen Schaden erleiden darf. Deshalb werden Impfstoffe unter strengsten Sicherheitskriterien hergestellt, nach sorgfältiger Prüfung ihrer Verträglichkeit zugelassen und beim Impfling erst nach Feststellung seiner Impffähigkeit eingesetzt.

■ Impfstoffe werden besonders kritisch betrachtet

Impfstoffe sind biologische Arzneimittel, die selbstverständlich neben der erwünschten Schutzwirkung auch unerwünschte Nebenwirkungen entfalten. Man fasst die Nebenwirkungen eines Impfstoffs unter dem Begriff "Reaktogenität" zusammen. Hier unterscheidet man die im Rahmen des Üblichen ablaufenden Impfreaktionen von denen das übliche Ausmaß überschreitenden Impfkomplikationen, die langdauernd als Impfschaden bezeichnet werden. Jeder Impfstoff hat seine typische Reaktogenität, d.h. man kann aus millionenfachen Erfahrungen typische Impfreaktionen und Impfkomplikationen für jeden einzelnen Impfstoff benennen.

Dass diese Erfahrungswissenschaft allerdings unterschiedliche Betrachtungsweisen zulässt und darüber hinaus nicht immer frei von Irrtümern ist, kann mit den folgenden Ausführungen belegt werden.

■ Sicherheit von Impfstoffen aus der Sicht vergangener Seuchenbekämpfung

Die bereits erwähnte Pockenimpfung ist ein gutes Beispiel. Die Pocken gehörten zu den am meisten verbreiteten Seuchen, forderten zahllose Todesopfer und hinterließen nicht selten bei den Überlebenden hässliche, entstellende Narben. Das 18. Jahrhundert trägt den Beinamen "Jahrhundert der Pocken". Die erstmals 1796 von Edward Jenner durchgeführte Vorbehandlung eines 8jährigen Knaben mit Kuhpocken (Vakzination) schützte diesen vor einer echten Pockeninfektion und gilt als Geburtsstunde der Impfung.

Trotz großer Widerstände durch Impfgegner und erheblicher, teilweise auch schwerer Nebenwirkungen setzte sich die Pockenimpfung allgemein durch. Der Wille zur Bekämpfung der Seuche war stark und rechtfertigte eine Pockenimpfung trotz Impfrisiken für den einzelnen Impfling. Die konsequente weltweite Impfung führte schließlich zur Ausrottung (Eradikation) der Pocken. 1977 kam es zum letzten Mal zu einer Pockenerkrankung in Somalia. Seit 1980 wird nirgendwo auf der Erde mehr gegen Pocken geimpft. Die Impfung siegte über die Seuche.

■ Sicherheit von Impfstoffen aus der Sicht vermeintlich beherrschter Infektionen

Ein eindrucksvolles Beispiel für die langjährige Überbewertung von Impfstoffnebenwirkungen ist aus der Pertussis-Impfstoff-Geschichte Deutschlands abzulesen. Pertussis-Impfstoffe wurden vor Jahrzehnten eingeführt und haben zu einem deutlichen Rückgang der Erkrankungsrate und vor allem auch der Sterblichkeit an Keuchhusten geführt. Allerdings waren die Nebenwirkungen der Pertussis-Ganzkeim-Impfstoffe bekanntermaßen erheblich; nach jeder Impfung erhielten die Eltern das obligate Fieberzäpfchen für ihren kleinen Impfling mitgeliefert. Ende der 70er Jahre machten in Japan, Schweden, Großbritannien, Deutschland (in den Alten Bundesländern) sowie in den USA ZNS-Komplikationen Schlagzeilen, die mit der Pertussisimpfung in Verbindung gebracht wurden. Einige Länder - auch die Bundesrepublik - änderten daraufhin ihre Impfempfehlungen. Das führte zu neuen Keuchhusten-Epidemien in Japan, England, Schweden, Italien und Deutschland. Eine gesteigerte Enzephalopathie-Häufigkeit nach Impfung konnte in groß angelegten epidemiologischen Studien in Europa und den USA aber nicht bestätigt werden. In den Neuen Bundesländern wurde ohne Unterbrechung weiter geimpft, so dass in beiden Teilen Deutschlands bis 1990 nicht nur eine differente Pertussis-Impfstrategie, sondern dementsprechend auch eine unterschiedliche Keuchhusten-Epidemiologie resultierte. Ein US-amerikanischer Pertussisexperte bezeichnete die unterschiedliche Pertussis-Impfstrategie in Ost- und Westdeutschland in den Jahren 1975-1991 mit ihren Folgen als "den größten ungewollten Feldversuch der jüngsten Impfstoff-Geschichte". Das Ergebnis zeigt Tab. 1.13.

Wie wir heute nach gründlichen Metaanalysen der vorliegenden Daten über die Pertussis-Impfkomplikationen wissen, darf man die Furcht vor einer Pertussis-Impfenzephalopathie nach Pertussis-Ganzkeimvakzine als unbegründet ansehen. Bereits anerkannte Pertussis-Impfschäden erwiesen sich bei kritischer Analyse und gründlicher

	Alte Bundesländer	Neue Bundesländer (DDR)	
		Vor Einführung der Pflichtimpfung	10 Jahre nach Einführung der Pflichtimpfung
Absolute Zahl der Neuerkrankungen/J.	> 100.000	> 30.000	< 300
Erkrankungen pro 100.000	> 180	> 200	0-1
Gemeldete Sterbefälle	10	17	0-1

Tab. 1.13: Morbidität und Letalität an Pertussis in Ost- und Westdeutschland vor 1990; nach W. Thilo (Westdeutschland ohne Impfempfehlung, Ostdeutschland mit Pflichtimpfung seit 1964).

Diagnostik als eigenständige Erkrankungen, die kausal unabhängig von der Impfung lediglich in einem zeitlichen Zusammenhang aufgetreten sind (Stehr et al.). Inzwischen ist in Deutschland ohnehin nur noch der wesentlich verträglichere azelluläre Pertussis-Impfstoff im Einsatz.

■ Sicherheit von Impfstoffen aus individualmedizinischer Sicht

Neuerdings beschreiben Einzelfallberichte einen zeitlichen Zusammenhang zwischen Impfung gegen Hepatitis B und dem Ausbruch einer Multiplen Sklerose. In Frankreich führte dies zu einem Aussetzen der Impfung Jugendlicher im Öffentlichen Schuldienst. Es gibt einige wenige Studien (Ascherio 1999 und 2001, Abenheim 1999, Fourrier 1999, Vaccimus 2001, Zipp 1999 zitiert nach B Keller-Stanislawski) zu dieser Frage. Sie konnten einen Kausalzusammenhang nicht belegen. Zwei groß angelegte und wissenschaftlich sehr sorgfältig durchgeführte Studien wurden jüngst im New England Journal of Medicine (1. Februar 2001, Vol 344, No 5) publiziert. Das Ergebnis dieser beiden Studien ist eindeutig und lässt sich in zwei kurzen Sätzen zusammenfassen: Er gibt keinerlei Hinweis auf eine Assoziation einer Hepatitis B-Impfung und der Entstehung von MS; es gibt ferner keinen Hinweis darauf, dass irgendeine Impfung (Hepatitis B, Influenza, Tetanus) das Risiko des Auftretens eines Schubes bei MS-Patienten erhöht. Bemerkenswert erscheint in diesem Zusammenhang die ausdrückliche Empfehlung der Vereinigung der MS-Kranken in den USA für eine Impfung aller MS-Patienten gegen Hepatitis B.

■ Sicherheit von Impfstoffen im Blick auf die moderne Impfstoffproduktion

In letzter Zeit wird viel über eine Quecksilber-Belastung durch Impfstoffe diskutiert. Ausgangspunkt dieser Diskussion waren Befürchtungen von Ernährungswissenschaftlern der USA vor einer umweltbelasteten Fischnahrung. Quecksilber soll besonders auf Hirngewebe, das sich - pränatal und früh postnatal - in der Entwicklung befindet, toxisch wirken. Aufgrund zunehmender Hg-Belastung von Nahrungsmitteln hat die US Food and Drug Administration (FDA) gemeinsam mit einigen Gremien (US Public Health Service, USPHS, US Environmental Protection Agency, EPA, Academy of Pediatrics, AAP) 1999 Empfehlungen für eine maximal erlaubte Methyl-Hg-Belastung durch Lebensmittel und Impfstoffe veröffentlicht. Danach beträgt dieser Wert 1,0 µg/kg Körpermasse/Woche. Die als tolerabel bezeichnete Hg-Belastungsgrenze für Säuglinge in den ersten Lebensmonaten - dem Impfalter - liegt bei einer Menge von 200 µg Hg.

Inzwischen sind Hg-haltige Konservierungsmittel (Thiomersal) in handelsüblichen Hepatitis B-Impfstoffen nicht mehr enthalten. So muss man bei diesen Impfstoffen nicht mehr an eine zwar seltene, jedoch bisweilen vorgekommene Thiomersal-Allergie denken. Typischerweise lief sie lokal in Form einer Typ IV-Reaktion ab, galt allerdings nicht als eine Kontraindikation gegen die Fortführung einer Impfserie mit dem gleichen Impfstoff.

Die europäische Zulassungsbehörde EMEA (European Agency for the Evaluation of Medicinal Products) hat alle Impfstoffhersteller aufgerufen, Hg als Konservierungsmittel aus allen Impfstoffen zu entfernen. Inzwischen liegen zahlreiche Kinderimpfstoffe vor, die entweder mit einem anderen Konservierungsmittel, z.B. 2-Phenoxyethanol, oder auch vollständig ohne Konservierungsmittel produziert sind. Letztere müssen nach einer sehr aufwendigen und kostspieligen Isolator-Technologie hergestellt werden.

Ganz aktuell sind die proteinhaltigen tierischen Hilfsstoffe für Kulturmedien und damit auch in Spuren als Impfstoffbestandteile in die Diskussion geraten, zumal die BSE (bovine spongiforme Enzephalopathie)-Seuche unter europäischen Rindern herrscht. Sowohl fetales Kälberserum als auch Rinderprodukte wie Laktose, hydrolysiertes Kasein oder Gelatine sind für die Impfstoffproduktion in einer frühen Phase, nämlich bei der Anzucht der Mikroben, bisher unverzichtbar. Sie sind im Endprodukt allenfalls in Spuren enthalten. Außerdem wurden aus diesen Organteilen bisher niemals Prionen - Erreger der BSE - nachgewiesen. Darüber hinaus werden sämtliche Tiermaterialien aus USA, Neuseeland, Australien und somit aus BSE-freien Ländern importiert. Dies ist für die Zulassung des Impfstoffs schriftlich festgelegt und wird regelmäßig überprüft.

> Dieser kurze Streifzug in die Vergangenheit zeigt deutlich die Tendenz zu immer größerer Sicherheit und Verträglichkeit der Impfstoffe. Auch weiterhin sind die Bemühungen der Impfstoffhersteller darauf gerichtet, Impfstoffe möglichst rein ("pur"), d. h. ohne Begleitsubstanzen zu produzieren.

■ **Unerwünschte Arzneimittelwirkungen (UAW) sind weiter verbreitet als man denkt**

Der Arzneimittelverbrauch in Deutschland ist hoch. Jährlich belaufen sich die Ausgaben für Arzneimittel auf ca. 42 Milliarden DM. Nur etwa 2 %, das sind ca. 1,2 Milliarden DM davon entfallen auf Impfstoffe. Trotz des hohen Stellenwertes der Arzneimittelsicherheit treten unerwünschte Arzneimittelwirkungen (UAW) nicht selten auf und verdienen besondere Beachtung. So haben 4 Zentralkrankenhäuser der Stadt Bremen über mehr als 10 Jahre prospektiv alle schweren UAW erfasst, dokumentiert und analysiert (PS Schönhöfer et al.). Nach dieser Studie ergibt sich unter Berücksichtigung der Bezugspopulation, dass pro Million Einwohner und Jahr mit 1000-1500 schwerwiegenden arzneimittelbedingten Erkrankungen zu rechnen sei, von denen 70-110 tödlich verlaufen. Die Autoren ziehen daraus den Schluss, dass "auf die Bundesrepublik Deutschland bezogen jährlich etwa 120.000 schwerwiegende arzneimittelbedingte Erkrankungen und 8000 arzneimittelbedingte Todesfälle" zu erwarten seien. Diese Daten decken sich nach Ansicht der Autoren mit den Angaben aus der Schweiz (M Zoppi et al.) und Frankreich (P Trunet et al.).

■ **Häufigkeit gemeldeter Impfkomplikationen**

Unerwünschte Arzneimittelwirkungen von Impfstoffen sind vergleichsweise selten. Sie werden allerdings häufig überschätzt oder auch überbewertet. Stets ist hierbei das zeitliche Zusammentreffen - die Koinzidenz - einer Krankheit mit einer Impfung von einem wahrscheinlichen ursächlichen Zusammenhang zwischen beiden Ereignissen zu unterscheiden, eine Frage, die durch medizinische Gutachten zu klären ist.

Eine umfassende Beantwortung der Frage nach der Häufigkeit gemeldeter Impfschadensfälle hat B. Stück im Oktoberheft 2000 der "pädiatrischen praxis" gegeben. Er stellt u.a. fest: Bisher gibt es keine bundesweite Erfassung, da die Impfschadensregelung Ländersache ist und bleibt. Eine zusammenfassende Darstellung ist nur möglich, wenn man alle Bundesländer anschreibt. Hier erhält man aber aus verschiedenen Gründen nur unvollständige Angaben. Aus dem bevölkerungsreichsten Bundesland Nordrhein-Westfalen mit etwa 18 Millionen Einwohnern liegt eine Publikation über drei Jahre vor (G Maass). Es wird hier über anerkannte Impfkomplikationen der Jahre 1995, 1996 sowie 1997 berichtet, davon einmal eine Impfpoliomyelitis, einmal eine Impfkontaktpoliomyelitis, einmal eine BCG-Generalisierung, einmal ein Pockenimpfschaden aus dem Jahr 1978 sowie viermal schwere lokale Injektionsfolgen (Narben).

Zu dieser Zusammenstellung bemerkt Stück, dass eine Anerkennung eines Impfschadens nach dem Bundesseuchengesetz (bzw. jetzt Infektionsschutzgesetz) noch nicht beweise, dass ein Zusammenhang zwischen Impfung und Erkrankung besteht, sondern nur, dass der Gutachter diesen für möglich hielt oder nicht ausschließen konnte.

Bei Reaktionen und Erkrankungen, die in zeitlichem Zusammenhang mit einer Impfung auftreten, sind nach Stück voneinander abzugrenzen:

- durch die Impfung verursachte unerwünschte Reaktionen, z.B. Impfpolio (kausaler Zusammenhang)
- durch die Impfung ausgelöste unerwünschte Reaktionen, die auch bei anderen Gelegenheiten hätten auftreten können, z.B. Fieberkrämpfe
- Erkrankungen, die zufällig mit der Impfung auftreten, z.B. Epilepsie, multiple Sklerose (koinzidierender Zusammenhang)
- Erkrankungen, die durch fehlerhafte Produktion, fehlerhafte Dosierung oder fehlerhafte Anwendung des Impfstoffs auftreten, z.B. Injektionsschäden

Er schließt seine Antwort mit einem Zitat von HJ Schmitt "Das Auftreten von "Impfschäden" wird überschätzt. Behandlungsbedürftige und vor allem bleibende Impfschäden sind nach dem Übergang vom Poliolebend- auf den Poliototimpfstoff und der Aussetzung der BCG-Impfung sehr viel seltener geworden. Schließlich hat auch die Einführung der azellulären Pertussisimpfstoffe anstelle der Ganzkeimimpfstoffe (die nach heutigem Kenntnisstand nicht zu bleibenden Impfschäden führen) zu einem deutlichen Rückgang von Meldungen über unerwünschte Arzneimittelwirkungen geführt."

■ Impfstoffnebenwirkungen

Meist handelt es sich um leichte Lokalreaktionen an der Injektionsstelle, die nur wenige Stunden Beschwerden machen und keine besondere Behandlung erfordern. Sie müssen trotzdem vom Arzt ernst genommen und exakt dokumentiert werden. Schwere Komplikationen nach den heute zugelassenen Impfstoffen sind extrem selten, lebenslange Impfschäden treten praktisch nicht mehr auf. Trotzdem gibt es im zeitlichen Zusammenhang mit Impfungen - koinzident - auftretende Erkrankungen, die einer besonders sorgfältigen Diagnostik bedürfen, um einen kausalen Zusammenhang zu einer vorangegangenen Impfung nachzuweisen oder auszuschließen. Hierbei ist die Kenntnis der sog. Hintergrundmorbidität der Erkrankung von Bedeutung, d.h. die Erkrankungsrate in der nichtgeimpften Bevölkerung.

■ Umgang mit Lokalreaktionen

An der Injektionsstelle können Entzündungszeichen (Rötung, Schwellung, Schmerz) auftreten, die nach wenigen Stunden verschwinden. Bisweilen werden sie durch Impfstoffbestandteile im Sinne einer allergischen Reaktion - Typ III oder Typ IV-Reaktion nach Gell und Coombs - ausgelöst. Die Beschwerden können durch Kühlung gelindert werden. Bei starken Schmerzen sind Analgetika (Paracetamol 10-15 mg/kg KG als ED, bei Bedarf 6stdl.; Ibuprofen 20-30 mg/kg KG/Tag) angezeigt. Eine über zwei Tage hinausgehende verstärkte Entzündungsreaktion ist am ehesten auf sog. kalte Abszesse - zumeist sog. Aluminiumzysten - zurückzuführen. Sie erfordern keine Behandlung. Ist die lokale Entzündung mit Fieber verbunden, so muss auch einmal an einen Spritzenabszess gedacht werden, der auf unsteriles Arbeiten rückschließen lässt und bei Einschmelzung chirurgisch eröffnet werden muss.

■ Umgang mit Allgemeinreaktionen

Leichte fieberhafte Reaktionen bis 38,5 °C innerhalb von 48 Stunden nach einer Impfung mit Totimpfstoff sind kein Grund zur Beunruhigung. Erst höhere Körpertemperaturen erfordern eine antipyretische Behandlung, ebenfalls mit Paracetamol (10-15 mg/kg KG als ED, bei Bedarf 6stdl.) oder Ibuprofen (20-30 mg/kg KG/Tag).

Nach Lebendvirusimpfstoffen (Masern, Mumps, Röteln, Varizella) kann es in etwa 5 % zu einer leicht verlaufenden "Impfkrankheit" kommen. Das bedeutet, nach einer etwas verkürzten Inkubationszeit - Masern 7 Tage, Mumps 14 Tage, Röteln 10 Tage, Varizellen 12 Tage - kommt es zu gering ausgebildeten Symptomen, auch mit leichtem Fieberanstieg, die nach wenigen Tagen spontan abklingen. Eine Therapie ist in aller Regel nicht notwendig.

■ Umgang mit Verdacht auf Impfkomplikationen/ "Impfschaden"

Tritt eine Erkrankung im zeitlichen Zusammenhang mit einer Impfung auf, wird sich der Arzt sorgfältig um die Diagnose und Therapie seines Patienten kümmern.

> Jede therapiebedürftige Erkrankung, die im zeitlichen Zusammenhang mit einer Impfung auftritt, ist nach § 6 Abs. 1 Nr. 3 IfSG als Verdacht auf einen "Impfschaden" meldepflichtig.

Wörtlich heißt es dazu: "Der Verdacht eines über das übliche Ausmaß einer Impfreaktion hinausgehenden Gesundheitsschadens ist dem Gesundheitsamt namentlich zu melden". Gemeldet wird unverzüglich, d. h. innerhalb von 24 Stunden mit einem vorgedruckten Formular (☞ Abb. 1.5). Die Meldepflicht des Verdachts auf Impfkomplikation und die Möglichkeit einer Entschädigung im Fall eines Gesundheitsschadens infolge öffentlich empfohlener Impfung nach § 60 IfSG unterstreichen die hohe Sicherheitsgarantie, die der Staat für den einzelnen Impfling bei einer allgemein empfohlenen Impfung übernimmt.

Es liegt im Interesse des Impflings und des Impfarztes, dass sofort eine gründliche Diagnostik eingeleitet wird, die alle notwendigen differentialdiagnostischen Überlegungen einbezieht und den ursächlichen Zusammenhang mit der Impfung wahrscheinlich macht oder ausschließen lässt.

Bei anerkanntem Impfschaden hat der Impfling nach § 60 IfSG das Recht auf Entschädigung. Nach § 61 IfSG genügt zur Anerkennung eines Gesundheitsschadens als Folge einer Schädigung im Sinne des § 60 die Wahrscheinlichkeit des ursächlichen Zusammenhangs.

■ **Definition einer Impfkomplikation bzw. eines Impfschadens (IfSG § 2, 11):**

> "Ein Impfschaden ist die gesundheitliche und wirtschaftliche Folge einer über das übliche Ausmaß einer Impfreaktion hinausgehenden gesundheitlichen Schädigung durch die Schutzimpfung; ein Impfschaden liegt auch vor, wenn mit vermehrungsfähigen Erregern geimpft wurde und eine andere als die geimpfte Person geschädigt wurde."

■ **Anaphylaktische Reaktion**

Eine Anaphylaxie - ausgelöst durch eine Typ I-Reaktion auf eine Begleitsubstanz im Impfstoff - tritt innerhalb von 30 Minuten nach Impfung plötzlich auf, führt zu Schwellungen im Gesichtsbereich, juckendem Hautausschlag und Atemnot. Um einen anaphylaktischen Schock abzuwenden, ist folgendes Vorgehen zu empfehlen (☞ Tab. 1.14):

Die vitale Bedrohung resultiert aus dem Bronchospasmus und der arteriellen Hypotension. Dementsprechend stehen Kreislaufstabilisierung und Spasmolyse im Vordergrund:	
Adrenalin	10 µg/kg i.m. oder 0,1-1 µg/kg/min i.v.
i.v.-Tropf	20 ml/kg kristalline Lösung oder 10-20 ml/kg kolloidale Lösung, ggf. mehrfach
Methylprednisolon	mindestens 10 mg/kg, danach 2 mg/kg alle 4 Stunden

Tab. 1.14: Vorgehen bei Verdacht auf anaphylaktische Reaktion nach Impfung.

Bei allen schweren Krankheitserscheinungen im zeitlichen Zusammenhang mit Lebendimpfungen ist Untersuchungsmaterial wie Blut und Liquor zu gewinnen und zu asservieren.

Die gewissenhafte Dokumentation jeder Impfung und insbesondere auch die eines atypischen Impfverlaufs sichern den Impfarzt am aussichtsreichsten vor juristischen Konsequenzen. Zu einer solchen Dokumentation gehören folgende Angaben (☞ Tab. 1.15).

- Name des Impflings
- Datum, Uhrzeit
- Aufklärungsgespräch, "keine weiteren Fragen"
- Besonderheiten wie spezielle Indikation (trotz Infekt)
- Gründe für Terminabweichung
- Impfstoff, Chargennummer, Dosis
- Applikationsort
- Maßnahmen bei atypischem Verlauf
- Hilfspersonen und evtl. Zeugen

Tab. 1.15: Dokumentation einer Impfung.

Am besten gelingt die Klärung eines komplizierten Verlaufs nach einer Impfung in einer dafür spezialisierten Klinik, in der die notwendigen klinischen und paraklinischen Befunde sofort erhoben und sachkundig bewertet werden. Ein Impfarzt, der bei schwer verlaufenden Symptomen nach einer Impfung auf diese Weise ohne Zögern äußerst sorgfäl-

Meldedaten

■ **1. Patient:**

Nachname**: ☐ _____ Vorname**: ☐ _____

(Ersten Buchstaben des Nachnamens und des Vornamens bitte in die Kästchen eintragen)

Geburtsdatum: ☐☐   ☐☐   ☐☐☐☐   m☐☐w
                    Tag   Monat   Jahr   Geschlecht

Adresse**: Straße:_____ PLZ:_____ Ort:_____

■ **2. Impfung**

	1	2	3
Impfdatum			
Impfstoff			
Pharm. Unternehmer			
Chargenbez.			
Applikationsart und -ort			

Impfanamnese*: Wurde/n die/der o.g. Impfstoff/e in der Vorgeschichte bereits angewendet:

ja ☐ wann:_____ ☐ nein

■ **3. Verdacht auf Impfkomplikation:**

Diagnosen* bzw. Verdachtsdiagnosen :	Beginn	Dauer
1.		
2.		
3.		

▶ 3.1 Die Diagnose/Verdachtsdiagnose wurde gestützt durch folgende abklärende Untersuchungen*:

(z.B. Liquor-Untersuchung, Serologie, EEG, EKG etc.; ggf. Angabe der beauftragten Untersuchungsstelle)

_____

_____

Dabei wurden folgende Differentialdiagnosen ausgeschlossen*:

(insbesondere auch unter Berücksichtigung einer eventuell gleichzeitig erfolgten Medikamentengabe)

_____

_____

Trat bei früheren Impfungen der Verdacht einer Impfkomplikation auf ?*:
Symptome: _____
Impfung: _____
Datum der Impfung: _____

Wurden die unter 2. genannten Impfstoffe nach Abklingen der Symptome nochmals angewendet?*
❏ nein ❏ ja wenn ja, trat nochmals der Verdacht einer Impfkomplikation auf ?_____

Traten die Symptome des o.g. Verdachtes einer Impfkomplikation beim Patienten ohne zeitlichen Zusammenhang zu der o.g. Impfung nochmals auf ?*
❏ nein ❏ ja wenn ja, wie oft und wodurch wahrscheinlich ausgelöst ?_____

▶ 3.2 Verlauf und Therapie der Impfreaktion:

War eine ambulante Behandlung erforderlich?   ja ❏ nein ❏
War eine stationäre Behandlung im Krankenhaus erforderlich?   ja ❏ nein ❏
War die Impfreaktion lebensbedrohlich?   ja ❏ nein ❏

▶ 3.3 Ausgang der Impfreaktion:

wiederhergestellt ❏   bleibender Schaden ❏   noch nicht wiederhergestellt ❏
unbekannt ❏   Tod ❏ (Sektion? Todesursache?*)

■ **4. Adresse und Telefonnummer des Meldenden**:**
Name:_____ Straße:_____
PLZ:_____ Ort: _____ Telefon:_____/_____

■ **5. Adresse des impfenden Arztes (sofern nicht mit dem Meldenden identisch)**:**
Name:_____ Straße:_____
PLZ:_____ Ort: _____
Datum :_____ Unterschrift :_____

* Für eine ausführliche Beschreibung bitten wir Sie, ein separates Blatt zu benutzen oder Kopien beizufügen. Möglichst genaue Zeitangaben und die Beschreibung der differentialdiagnostischen Untersuchungen ist für die Bewertung des kausalen Zusammenhanges von Impfung und beobachtetem Verdacht der Impfkomplikation von größter Wichtigkeit !

** Die Angaben zu diesen (zusätzlich *kursiv* gekennzeichneten) Punkten dürfen vom Gesundheitsamt - bis auf den jeweils ersten Buchstaben des Nachnamens und des Vornamens - nicht weitergeleitet werden!

Abb. 1.5: Meldeformular für Verdacht auf Impfkomplikation.

tig handelt, bewahrt das Vertrauen seines Patienten und befindet sich juristisch auf der sicheren Seite.

In der folgenden Übersicht werden typische Reaktionen (☞ Tab. 1.17) und typische Komplikationen (☞ Tab. 1.18) nach den in Deutschland zugelassenen Impfstoffen aufgelistet. Grundlage für diese Tabellen sind moderne Standardwerke der Impfliteratur (Quast et al. 1997, Red Book 2000, Dittmann in Maass 1995, Plotkin et al. 1999, Stratton et al. 1994, Keller-Stanislawski in Schmitt 2001).

Schließlich soll in weiteren Übersichten eine Überlegung zum Nutzen-Risiko-Verhältnis von Impfungen aus dem angloamerikanischen und deutschen Schrifttum mitgeteilt werden (☞ Tab. 1.19 und 1.20).

■ **Begutachtung eines vermeintlichen Impfschadens**

Für einen Gutachter sind folgende Fragen von Bedeutung (☞ Tab. 1.16):

- Impfstoff (Lebendimpfstoff, Totimpfstoff, Kombinationsimpfstoff)
- Indikation (öffentlich empfohlene Impfung, Indikationsimpfung, Kontraindikation, evtl. Grundkrankheit)
- Impfvorgang (Aufklärung, Injektionsstelle, Dokumentation)
- Zeitabstand (Intervall zwischen Impfung und ersten Symptomen)
- Symptome und Verlauf (prävakzinaler Gesundheitszustand, Impfverlauf, welche Auffälligkeiten, jetziger Gesundheitszustand)
- Differentialdiagnose (klinische und paraklinische Befunde)
- Bewertung (zeitliche Zuordnung, kausaler Zusammenhang wahrscheinlich oder unwahrscheinlich)

Tab. 1.16: Fragen eines Gutachters bei Verdacht auf Impfschaden.

1.4. Wer empfiehlt und überwacht ?

Nach der aktuellen Rechtslage werden Impfungen in Deutschland vom Impfling bzw. seinen Sorgeberechtigten, meist den Eltern eines Kindes, entschieden. Jedes Individuum kann eine Impfung akzeptieren oder auch ablehnen. Impfungen sind also freiwillig.

Allerdings ist der vorbeugende Infektionsschutz nicht nur eine Angelegenheit eines Einzelnen.

> Impfung schützt nicht nur den Geimpften, sondern auch die Gemeinschaft.

Durch unzureichenden Impfschutz einzelner Personen können sich Krankheitserreger weiter ausbreiten und empfängliche Personen gefährden. Impfschutz ist deshalb stets auch eine Gemeinschaftsaufgabe. Eine hohe Impfrate sorgt für eine Herdimmunität (Populationsimmunität); sie bietet den Schutz einer Bevölkerung vor einer Infektion.

■ **Nationale Impfstrategie**

Die Weltgesundheitsorganisation (World Health Organization WHO) verfolgt konsequent eine Impfstrategie, die auf die globale Zurückdrängung der wichtigsten impfpräventablen Erkrankungen gerichtet ist. In den letzten 30 Jahren sind auf diesem Gebiet international beachtliche Erfolge erzielt worden. Die Umsetzung der WHO-Empfehlungen erfolgt eigenverantwortlich in jedem Land. Dazu dient die jeweilige nationale Impfstrategie, die sowohl eine Erfassung und Analyse der Zielkrankheiten, die Zulassung und Prüfung des entsprechenden Impfstoffs sowie die Überwachung der Durchführung von Impfungen, der Impfraten mit dem Rückgang der Zielkrankheiten sowie der Impfstoff-Nebenwirkungen beinhaltet (☞ Abb. 1.6).

Symptome	Häufigkeit	Zeitfenster nach Impfung	Ursache	Besonderheiten
Lokalreaktionen				
Rötung, Schwellung, Schmerz	Prozentbereich %	4-72 h	Typ III-Allergie auf Impfantigen	weiter impfen
Steriles subkutanes Granulom	Promillebereich ‰	ab 2. Tag über Jahre	Aluminiumzyste nach Adsorbatimpfstoff	tiefer i.m. injizieen
Rötung, Schwellung, Juckreiz	Prohektobereich ‰₀₀₀	1-7 Tage	Typ IV-Allergie auf Hg-haltiges Konservierungsmittel	Hg-freien Impfstoff benutzen
Allgemeinreaktionen				
Fieber nach Totimpfstoff	Prozentbereich %	4-72 h	Zytokine	bisweilen auch Krankheitsgefühl; Antipyretika erst > 39° C
Fieber nach Lebendimpfstoff	Prozentbereich %	7-14 Tage	Zytokine	bisweilen auch Krankheitsgefühl; Antipyretika erst > 39° C

Tab. 1.17: Übersicht über typische Impfreaktionen (modifiziert nach Keller-Stanislawski) außer BCG.

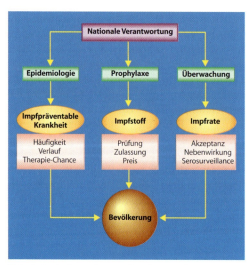

Abb. 1.6: Aufbau einer nationalen Impfstrategie.

In Deutschland hat das Infektionsschutzgesetz (IfSG) 2001 einen großen Fortschritt auf dem Weg zu einem nationalen Infektionsschutz gebracht. Trotzdem erschwert die föderale Verantwortung für die Durchführung von Impfungen die strategischen Entscheidungen und ihre Umsetzung auf nationaler Ebene (☞ Abb. 1.7).

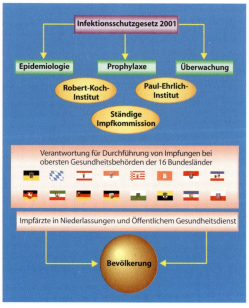

Abb. 1.7: Aufbau der Impfstrategie in der Bundesrepublik Deutschland.

1.4. Wer empfiehlt und überwacht?

Symptome	Häufigkeit	Zeitfenster nach Impfung	Ursache	Besonderheiten
Fieberkrampf	Promillebereich ‰	4 h (Tot-) - 14 Tage (Lebendimpfstoff)	Temperaturempfindlichkeit des kindlichen ZNS	Bei Kindern im Alter zwischen 4. Lm und 4. Lj
Anaphylaxie (Schock)	extrem selten	Minuten - 2 h	Typ I-Allergie auf Begleitsubstanzen	Notfallbehandlung (☞ Tab. 1.14)
Anaphylaktoide Reaktion (Schock)	extrem selten	Minuten	Versehentliche intravasale Injektion mit Mediatorfreisetzung	Notfallbehandlung (☞ Tab. 1.14)
Hypotone hyporesponsive Episode HHE ("schlaffe Ohnmacht")	Promille ‰ bis Prohekto ‰₀₀₀	Min - Std	Pertussisantigen (Pertussistoxin)	Nur Säuglinge und KK; keine bleibenden Schäden
Arthralgie	Prozent %	7 - 30 Tage	Immunkomplexe nach Röteln- od. Hepatitis B-Impfung	Spontan reversibel nach Tagen bis Wochen
Vaskulitis	Einzelfälle	7 - 30 Tage	Immunkomplexe nach Hepatitis B- und Influenza-Impfung	Kausalität unklar
Nephrotisches Syndrom bzw. Glomerulonephritis	Einzelfälle	7 - 30 Tage	Immunkomplexe nach Di-Toxoid-Impfung	Kausalität unklar
Thrombozytopenie	Prohekto ‰₀₀₀	7 - 30 Tage	Thrombozyten-Antikörper nach Röteln- oder Varizellen-Impfung	Spontan reversibel nach Wochen bis Monaten
Liquorpleozytose ("abakterielle Meningitis")	1:1 Mio	7 - 30 Tage	Mumps-Impfviren des Urabe-Stamms	Spontan reversibel nach Tagen
Neuritis	Einzelfälle	7 - 30 Tage	Immunkomplexe nach Di-Toxoid und Hepatitis B-Impfung	Spontan reversibel nach Wochen
Polyneuritis, Polyradikulitis ("Guillain-Barré-Syndrom" GBS)	Einzelfälle	7 - 30 Tage	Zytokin-induzierte Entzündung nach Hepatitis B-, Influenza- oder Toxoid-Impfungen	Spontan reversibel nach Wochen
Impfpoliomyelitis	1:1 Mio bei Erstimpflingen 1:10 Mio bei Wiederholungsimpfungen	7 - 30 Tage	Rückmutation des Impfvirus, meist bei Empfänglichen (fehlende oder schwache Immunität)	Anerkannter Impfschaden
Impfkontaktpoliomyelitis	1:15 Mio	7 - 60 Tage	Übertragung auf empfängliche Kontaktperson	Anerkannter Impfschaden

Tab. 1.18: Übersicht über Impfreaktionen, die das übliche Ausmaß überschreiten und auf Impfkomplikation bzw. Impfschaden verdächtig sind (modifiziert nach Brigitte Keller-Stanislawski) außer BCG.

Krankheit	Jahr mit der höchsten Fallzahl in der Vor-Impf-Ära	Fallzahl im Jahr 1995
Diphtherie	1921	206.000	0
Tetanus	1948	601	34
Pertussis	1934	265.000	4315
Invasive Hib-Infektionen	1984	20.000	1164
Poliomyelitis	1952	21.000	0
Konnatale Röteln	1964	20.000	7
Gesamtzahl der Erkrankten ohne und mit Impfung		532.601	5.520
Zahl der unerwünschten Ereignisse nach Impfung im Jahr 1995: 10.594			

Tab. 1.19: Nutzen-Risiko-Verhältnis von Impfungen (nach Schmitt, CDC-Daten).

	Symptom	Krankheit	Impfung
Masern	Exanthem	98/100	5/100
	Enzephalitis	1/1000	0 (wahrscheinlich)
Mumps	Parotitis	99/100	1/300
	Meningitis	1/10	1/100.000 - 1 Mio.
bei Jugendl./Erwachs.	Orchitis	1/5	0
Röteln Schwangere 1. Trim.	Embryopathie	bis 50/100, je nach Gestationswoche	0
Pertussis	bleibender Hirnschaden	1/1000, je nach Alter	0 (wahrscheinlich)
Poliomyelitis (IPV)	Paresen	1/100, je nach Erregertyp	0
Varizellen Immunsupprimierte	Tod	30/100	0
perinatal	Tod	20/100	0
Tollwut	Tod	100/100	0

Tab 1.20: Risiko-Verhältnis zwischen Infektionskrankheit und Impfung (modif. nach Quast).

■ Wer prüft Impfstoffe und erteilt die Zulassung von Impfstoffen?

Das Paul-Ehrlich-Institut (PEI) ist als unabhängige Institution die nationale Zulassungsbehörde in der Bundesrepublik Deutschland für "Impfstoffe, Sera, Blutzubereitungen, Testallergene, Testsera und Testantigene" (Fenyves et al.). Dabei wird die getroffene Übereinkunft mit der Europäischen Zulassungsbehörde berücksichtigt.

Sämtliche für Deutschland zugelassenen Impfstoffe dürfen von jedem approbierten Arzt angewendet werden. Weitere Ausführungen über den Impfarzt findet der Leser unter dem Abschnitt "Wer impft?"(☞ Kap. 3.1.).

■ Wer empfiehlt ?

Die Ständige Impfkommission (STIKO) am Robert-Koch-Institut (RKI) setzt sich aus etwa 15 Impfexperten zusammen, die vom Bundesminister für Gesundheit berufen werden. Die STIKO gibt Empfehlungen zur Durchführung von Impfungen und anderen Maßnahmen der spezifischen Prophylaxe übertragbarer Krankheiten und aktualisiert diese etwa alle zwei Jahre. Darüber hinaus wird sie Kriterien für die Begutachtung gesundheitlicher Folgen von Impfreaktionen und Impfschäden erarbeiten. Die verlautbarte Expertenmeinung der STIKO ist zwar "nur" eine Empfehlung, hat aber den Rang eines medizinischen Standards, von dem ein Arzt nur in gut begründbaren Fällen abweichen sollte.

■ Wer macht die Empfehlung der STIKO juristisch verbindlich?

Da die Gesundheitsversorgung in der Bundesrepublik Deutschland föderal organisiert ist, gehört auch die Zuständigkeit für Impfungen - Impfdurchführungen und Versorgung von anerkannten Impfschäden - in den Kompetenzbereich der 16 Bundesländer. Durch die Aufnahme einer Impfung in die öffentliche Impfempfehlung eines Bundeslandes hat ein Impfling im Falle eines begründeten Verdachts einer Impfkomplikation nach § 60 IfSG Anspruch auf staatliche Versorgung.

■ Wer überwacht?

Aufgaben der Überwachung ("Surveillance") von Impfstoffwirkungen und Nebenwirkungen obliegen sowohl dem PEI (Meldungen über unerwünschte Ereignisse im Zusammenhang mit Impfungen) als auch dem RKI (epidemiologische Analysen und ihre Bewertung).

■ Wer trägt die Kosten?

Öffentlich empfohlene Impfungen sind nach § 23 Abs. 9 SGB V in aller Regel Kassenleistungen. Nach dem IfSG kann das Bundesministerium für Gesundheit die Kassen zu bestimmten Impfleistungen verpflichten. Die Kostenübernahme für Impfungen aus besonderen Anlässen werden von der Indikation bestimmt, wie die Tab. 1.21 zeigt.

Indikation	Kostenerstattung durch
Grundkrankheit des Impflings	Kasse
Berufsrisiko	Arbeitgeber
Individuelle Reise	Impfling

Tab. 1.21: Kostenerstattung von Indikationsimpfungen.

Empfehlungen

2. Empfehlungen

> "Der Gesunde weiß nicht, wie reich er ist."
> *Deutsches Sprichwort*

Impfempfehlungen werden von der Ständigen Impfkommission (STIKO), die dem Robert-Koch-Institut (RKI) angegliedert ist, formuliert und ca. alle zwei Jahre aktualisiert. Mit Übernahme dieser Empfehlungen durch die obersten Gesundheitsbehörden eines jeden Bundeslandes erhalten sie Rechtsverbindlichkeit, auch für die Versorgung im Fall einer Impfkomplikation.

■ **Standard- und Indikationsimpfungen**

Standardimpfungen sind allgemein, d. h. für alle Menschen - Kinder und Erwachsene - empfohlene Impfungen. Sie verfolgen das Ziel, vor Infektionen und ihren Komplikationen zu schützen, die in Mitteleuropa bedeutungsvoll sind. Hierbei spielt nicht so sehr deren Häufigkeit, sondern vielmehr die fehlende Behandlungsmöglichkeit eine tragende Rolle.

Sie sind im Impfplan (Impfkalender) übersichtlich dargestellt (☞ Tab. 2.1).

Unterlassene Impfungen sind möglichst umgehend nachzuholen (Nachholimpfungen), wenn keine Kontraindikationen (☞ Kap. 3.2) vorliegen.

Indikationsimpfungen werden zum Schutz vor speziellen Infektionsgefährdungen für bestimmte Personengruppen generell oder aus besonderen Anlässen empfohlen.

2.1. Impfungen für alle Kinder

Die Impfungen aller Kinder sind übersichtlich aus dem Impfkalender zu entnehmen. Eine kurze Schilderung der Infektionskrankheiten soll die Begründung geben, warum diese Grundimmunisie-

Impfstoff/ Antigen- kombinationen	Alter in vollendeten Monaten						Alter in vollendeten Jahren	
	Geburt	2	3	4	11-14	15-23[1)]	4-5[1)]	9-17[1)]
DTaP *		1.	2.	3.	4.			
DT/Td **							A	A
aP								A
HiB *		1.	[2)]	2.	3.			
IPV *		1.	[2)]	2.	3.			A
HB *	[3)]	1.	[2)]	2.	3.			G
MMR ***					1.	2.		

Tab. 2.1: Impfkalender (Stand Juli 2001).
Um die Zahl der Injektionen möglichst gering zu halten, sollten vorzugsweise Kombinationsimpfstoffe verwendet werden. Impfstoffe mit unterschiedlichen Antigenkombinationen von D/d, T, aP, HB, Hib, IPV sind bereits verfügbar. Bei Verwendung von Kombinationsimpfstoffen sind die Angaben des Herstellers zu den Impfabständen zu beachten.
[1)] Zu diesen Zeitpunkten soll der Impfstatus überprüft und gegebenenfalls vervollständigt werden.
[2)] Antigenkombinationen, die eine Pertussiskomponente (aP) enthalten, werden nach dem für DTaP angegebenen Schema benutzt.
[3)] Siehe Anmerkungen "Postexpositionelle Hepatitis-B-Immunprophylaxe bei Neugeborenen" (☞ Tab. 4.1)
A: Auffrischimpfung. Diese sollte möglichst nicht früher als 5 Jahre nach der vorhergehenden letzten Dosis erfolgen.
G: Grundimmunisierung aller noch nicht geimpften Jugendlichen bzw. Komplettierung eines unvollständigen Impfschutzes.
* Abstände zwischen den Impfungen mindestens 4 Wochen; Abstand zwischen vorletzter und letzter Impfung mindestens 6 Monate.
** Ab einem Alter von 5 bzw. 6 Jahren wird zur Auffrischimpfung ein Impfstoff mit reduziertem Diphtherietoxoid-Gehalt (d) verwendet.
*** Mindestabstand zwischen den Impfungen 4 Wochen.

2.1. Impfungen für alle Kinder

rungen rechtzeitig und vollständig bei allen Kindern durchgeführt werden sollten.

- **Rechtzeitig impfen heißt** in diesem Zusammenhang:
  Die Impfungen im Alter von vollendeten zwei Monaten, also in der 9. Lebenswoche beginnen.

- **Vollständig impfen heißt** in diesem Zusammenhang:
  Die Grundimmunisierungen bis zum 14. Lebensmonat abschließen.

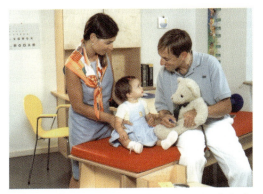

Abb. 2.1: Eine Impfung mit dem neuen Sechsfach-Impfstoff für Kinder schützt gleichzeitig vor Wundstarrkrampf, Diphtherie, Keuchhusten, Kinderlähmung, Hib-Erkrankung und Hepatitis B. Sie kann mit den Vorsorgeuntersuchungen U4 und U6 verbunden werden.

An **Tetanus** erkranken in Deutschland jährlich 10-20 Personen (☞ Tab. 2.2), zumeist ältere Frauen nach Bagatellverletzungen z.B. bei Gartenarbeit.

Jahr	Zahl der Erkrankungen
1991	16
1992	14
1993	16
1994	14
1995	11
1996	17
1997	11
1998	7
1999	8
2000	6

Tab. 2.2: Tetanuserkrankungen in Deutschland.

Trotz moderner Intensivtherapie verstirbt eine Anzahl dieser Patienten - 10-20 % - jedes Jahr. Weltweit übersteigt die Zahl der Tetanustoten eine Million! Die Sporen des Erregers - *Clostridium tetani* - sind ubiquitär im Erdboden, Straßenstaub sowie in Exkrementen von Mensch und Tier vorhanden und über viele Jahre lebens- und infektionsfähig. Sie gelangen über geringfügige Haut- und Schleimhautverletzungen, auch Verbrennungen, Verbrühungen oder Tierbisse in den Körper und keimen unter anaeroben Wundverhältnissen aus. Eine Übertragung von Mensch zu Mensch gibt es nicht. Die Erkrankung wird durch das Tetanustoxin ausgelöst, das schmerzhafte Krämpfe der Muskulatur hervorruft, die über eine Beteiligung der Atemmuskulatur zu einem quälenden Tod führen können.

> Die einzige absolut sichere Maßnahme, die eine Tetanus-Infektion und ihren letalen Ausgang verhindern kann, ist die Impfung.

Die **Diphtherie** ist in den 90er Jahren in Osteuropa epidemisch auf mehr als 150.000 Erkrankungen mit ca. 5000 Todesfällen dramatisch expandiert. In Deutschland sind zwischen 1993 und 1999 27 Erkrankungsfälle (☞ Tab. 2.3), zumeist eingeschleppt, mit 3 tödlichen Verläufen beobachtet worden.

Jahr	Zahl der Erkrankungen
1993	9
1994	6
1995	4
1996	3
1997	3
1998	1
1999	1

Tab. 2.3: Diphtherie-Erkrankungen in Deutschland.

Die Erkrankten verfügten über keinen ausreichenden Impfschutz, die Verstorbenen hatten überhaupt keine Impfung in ihrem Leben erhalten. Die Übertragung der Erreger - *Corynebacterium diphtheriae* - erfolgt von Mensch zu Mensch durch (face to face) Kontakt. Der Ausbruch der Krankheit macht sich durch schweres Krankheitsgefühl mit nur mäßigem Fieberanstieg bemerkbar. An der Eintrittspforte der Bakterien bildet sich eine fibrinöse Entzündung mit membranähnlichen Belägen, die über den Tonsillenrand hinausreichen, einen charakteristisch süßlichen Mundgeruch verursachen und die Atemwege verlegen können. Eine Tracheotomie kann lebensrettend sein. Die eigentliche Lebensgefahr droht den Patienten von der toxisch bedingten Herzmuskelschädigung. Selbst eine sofort nach Diphtherieverdacht verabfolgte Antitoxingabe vermag nicht in jedem Fall den plötzlich auftretenden, irreversiblen Herzstillstand zu verhindern.

> Lediglich eine vollständige Impfung bietet einen zuverlässigen Schutz vor Diphtherie.

Pertussis ist in Deutschland nicht nur eine Erkrankung der Kinder. Nahezu 30 % aller Infektionen betreffen Erwachsene. Während die typischen Hustenanfälle vorwiegend im Vorschul- und Schulalter beobachtet werden, zeigen Säuglinge lebensbedrohliche apnoische Zustände und Erwachsene einen langwierigen, quälenden Reizhusten, dessen Diagnose häufig verkannt wird. Die Pertussisimpfung wurde in den Jahren 1975 bis 1991 in den alten Bundesländern nicht empfohlen.

> Somit verfügen weite Bevölkerungsteile über keinen ausreichenden Impfschutz gegen Keuchhusten.

In Deutschland ist immer noch mit einer verbreiteten Zirkulation des Erregers - *Bordetella pertussis* - zu rechnen. Deshalb ist möglichst frühzeitig die Impfung aller Säuglinge und Kleinkinder ab der 9. Lebenswoche zu beginnen und zeitgerecht fortzusetzen. Ein vollständiger Impfschutz ist erst nach 4 Impfinjektionen zu erwarten. Deshalb werden Kombinationsimpfstoffe, die Pertussisantigene (aP) enthalten, nach dem für Pertussis geltenden Schema (4x) appliziert.

Typische Krankheitsbilder infolge einer **Infektion durch das Bakterium *Haemophilus influenzae* Typ b** sind die eitrige Meningitis und die Epiglottitis. Sie gehörten vor der Impfära zu den schwer verlaufenden Infektionen des Säuglings- und Kleinkindalters und waren mit einer hohen Letalität von 30 % belastet. Seit Einführung der Hib-Impfung im Jahr 1990, die sich einer hohen Akzeptanz erfreut, sind diese Infektionen rückläufig und werden jetzt kaum noch beobachtet. In Kombinationsimpfstoffen zeigt der Hib-Anteil eine verminderte Immunogenität. Dies führt bei der ersten Injektion zwar zu einem niedrigen Antikörperspiegel, der nur eine kurzdauernde Schutzwirkung ausübt. Jede wiederholte Antigenzufuhr induziert jedoch eine prompte und ausreichend hohe Antikörperbildung mit langdauerndem Impfschutz. Hieraus kann geschlussfolgert werden, dass auch bei Hib-Kombinationsimpfstoffen das Priming bereits eine boosterfähige Immunität erzeugt (Zepp et al. 1997).

Die letzte **Poliomyelitis-Erkrankung** ereignete sich in Deutschland 1992. Sie war aus dem Ausland importiert. Im Gegensatz dazu musste jährlich mindestens ein Impfschaden nach oraler Polio-Vakzine (= OPV) - eine sog. Impfpoliomyelitis oder Impfkontaktpoliomyelitis - registriert werden (☞ Tab. 2.4).

Jahr	Wildinfektion	Impfbedingte Erkrankungen
1991		3
1992	2 (importiert)	1
1993		1
1994		2
1995		3
1996		2
1997		
1998		2
1999 (IPV)		
2000		1 (OPV)

Tab. 2.4: Poliomyelitis und Impfpoliomyelitis in Deutschland.

> Entsprechend § 6 IfSG ist "jede akute schlaffe Lähmung, außer wenn traumatisch bedingt," meldepflichtig.

> Im Rahmen des Eradikationsprogramms der Weltgesundheitsorganisation wurde in Deutschland unter Federführung des Niedersächsischen Landesgesundheitsamtes Hannover eine gesonderte Meldepflicht für akute schlaffe Lähmungen *bis zum 15. Lebensjahr* mit einem Netz von Speziallabors eingeführt, die für die exakte virologische Abklärung dieser Lähmungen verantwortlich sind.

Um jegliche Schäden durch lebende Impfviren zu vermeiden, wird ab 1998 in Deutschland nur noch die Impfung mit inaktivierter Polio-Vakzine (IPV) empfohlen. OPV bleibt für den Fall einer Polio-Einschleppung bzw. eines (höchst unwahrscheinlichen) Polio-Ausbruchs verfügbar.

Die **Hepatitis B** gehört zu den verbreitetsten und gefährlichsten Virusinfektionen weltweit. In der deutschen Bevölkerung liegt die HBs-Antigen-Prävalenz bei 0,5 %, bei ausländischen Mitbürgern zum Teil wesentlich höher. Bei einer jährlichen Meldung von ca. 5000 schätzen Experten die reale Zahl von Hepatitis-Neuinfektionen in Deutschland auf 50.000. Als besonders gefährdet gelten Jugendliche durch Aufnahme erster sexueller Kontakte. Neugeborene von HBs-Antigen-positiven Müttern sind wegen der großen Neigung (bis 90 %) zu chronischen Krankheitsverläufen mit letalem Ausgang in Leberzirrhose bzw. Leberzellkarzinom als Risikogruppe aufzufassen.

> Die Impfung gegen Hepatitis B gehört zu den am besten verträglichen und zuverlässigsten Schutzmaßnahmen.

Seit Oktober 1995 wird zusätzlich zu der bereits vorher praktizierten Impfung von Risikopersonen die generelle Impfung aller Kinder und Jugendlichen empfohlen. Die Schutzdauer der Hepatitis B-Impfung im Säuglingsalter hängt wesentlich von der Höhe der initial erzielten Antikörperkonzentration ab (Wu et al. 1999). Die bisherigen Daten sprechen dafür, dass 10 Jahre nach einer erfolgreichen Impfung eine Hepatitis B-Boosterdosis nicht notwendig ist.

Masern, Mumps und Röteln werden in Deutschland als sog. Kinderkrankheiten erheblich unterschätzt.

> Dementsprechend gering ist die Akzeptanz von MMR-Impfungen in weiten Bevölkerungsteilen und sogar bei manchen Ärzten.

Dabei handelt es sich durchaus nicht nur um Infektionen des Kindes-, sondern auch des Jugend- und Erwachsenenalters, wobei die Krankheitsverläufe in diesen Altersstufen oft schwerer und komplikationsreicher sind. Beispielsweise liegt die Häufigkeit einer **Masernenzephalitis** bei jungen Kindern < 1 auf 1000, bei Erwachsenen > 1 auf 1000. Eine derartige Komplikation macht die Unmöglichkeit einer kausalen Therapie deutlich: Immerhin liegt die Letalität bei 20 % und die Defektheilungsrate bei 30 %. **Mumps** ist häufig (10-30 %) mit einer zentralnervösen Mitbeteiligung verbunden, die in aller Regel leicht verläuft, aber auch dauerhafte Hörstörungen zur Folge haben kann. Die Erkrankung drüsiger Organe wie Ohrspeicheldrüse, Bauchspeicheldrüse, Schilddrüse, Keimdrüsen gehören zum Krankheitsbild. Im geschlechtsreifen Alter kann eine beidseitige Orchitis oder Oophoritis eine Infertilität hinterlassen. Die teratogene Wirkung des **Rötelnvirus** ist seit der Erstbeschreibung der Rötelnembryopathie durch Gregg 1941 bekannt. Dass in Deutschland immer noch Kinder mit einer pränatalen Rötelninfektion in zweistelliger Zahl (nach Enders) geboren werden, ist angesichts ihrer absoluten Verhütungsmöglichkeit durch Impfung als skandalös zu bezeichnen.

Die Impfstrategie gegen Masern-Mumps-Röteln beruht auf einer zweimaligen Impfung. Die Ständige Impfkommission empfiehlt die erste Impfung ab dem vollendeten 11. Lebensmonat und die zweite Impfung möglichst rasch danach, frühestens nach 4 Wochen, spätestens bis zum 18. Lebensjahr.

> Die Zweitimpfung gegen MMR verfolgt das Ziel, bisher nicht bzw. nicht erfolgreich Geimpfte mit einem Impfschutz zu versehen. Außerdem sind mehrfach Geimpfte besser geschützt.

■ Zwei Anmerkungen

▶ Impfung gegen Pneumokokken-Infektion

Der kürzlich zugelassene konjugierte Pneumokokken-Impfstoff (7VPnC) schließt eine Lücke in der Impfprävention für junge Kinder < 2 Jahren. Die STIKO hat sich in ihren letzten Empfehlungen (Juli 2001) für eine Erweiterung der Indikationen für Pneumokokkenimpfungen ausgesprochen. Kinder unter 2 Jahren werden mit Konjugat-Impfstoff geimpft, Kinder über 2 Jahre und Erwachsene werden mit Polysaccharid-Impfstoff geimpft. Die neuesten STIKO-Empfehlungen enthalten folgende Impfindikationen: "Frühgeborene (< 38. SSW); Kinder mit niedrigem Geburtsgewicht (< 2500 g); Säuglinge und Kinder mit Gedeihstörungen oder neurologischen Krankheiten, z.B. Zerebralparese oder Anfallsleiden; Kinder, Jugendliche und Erwachsene mit erhöhter gesundheitlicher Gefährdung infolge angeborener oder erworbener Immundefekte (Hypogammaglobulinämie, Komplement- und Properdindefekt, funktionelle oder anatomische Asplenie, Sichelzellanämie, Krankheit der blutbildenden Organe, neoplastische Krankheit, HIV-Infektion, nach Knochenmarktransplantation; chronische Krankheiten wie Herz-Kreislauf-Krankheit, Krankheit der Atmungsorgane, Diabetes mellitus, Niereninsuffizienz, Liquorfistel, vor Organtransplantation und vor Beginn einer immunsuppressiven Therapie; schließlich alle Personen > 60 Jahre."

Das Impfschema einer Pneumokokken-Impfung mit Konjugat-Impfstoff in den ersten zwei Lebensjahren ist folgendes:

- Säuglinge bis zum 6. Lebensmonat:
  3 x in 4wöchigem Abstand; Booster im 2. Lebensjahr

- Säuglinge zwischen 7. und 12. Lebensmonat:
  2 x in 4wöchigem Abstand; Booster im 2. Lebensjahr

- Kinder im 2. Lebensjahr:
  2 x in 8wöchigem Abstand

Kinder mit erhöhter gesundheitlicher Gefährdung erhalten nach ihrer Impfung mit Pneumokokken-Konjugat-Impfstoff im 3. Lebensjahr eine Impfung mit Polysaccharid-Impfstoff, die danach alle 3 Jahre, ab dem 10. Lebensjahr alle 4 Jahre und ab dem 18. Lebensjahr alle 6 Jahre wiederholt wird.

▶ Impfung gegen Varizellen

Es gibt zugelassene Impfstoffe, die für bestimmte Indikationen, nicht aber allgemein für alle Kinder empfohlen werden. Hierzu gehört der Lebendvirusimpfstoff gegen Varizellen. Er schützt immunkompetente Kinder ab dem vollendeten 9. Lm nach einmaliger Injektion, Jugendliche und Erwachsene ab dem vollendeten 13. Lebensjahr nach zweimaliger Injektion (Mindestabstand 6 Wochen) in 95 % vor einer VZV-Infektion (Windpocken, Zoster). Die Indikationen für eine Impfung werden von der STIKO 2001 wie folgt angegeben: "Seronegative Patienten vor geplanter immunsuppressiver Therapie oder Organtransplantation; seronegative Patienten unter immunsuppressiver Therapie; seronegative Patienten mit Leukämie; empfängliche Patienten mit schwerer Neurodermitis; empfängliche Personen mit engem Kontakt zu den Vorgenannten; seronegative Frauen mit Kinderwunsch; ungeimpfte 12- bis 15-jährige Jugendliche ohne Varizellenanamnese; seronegatives Personal im Gesundheitsdienst, insbesondere der Bereiche Pädiatrie, Onkologie, Gynäkologie /Geburtshilfe, Intensivmedizin und der Betreuung von Immundefizienten sowie bei Neueinstellungen in Gemeinschaftseinrichtungen für das Vorschulalter." In den USA und einigen anderen Ländern wurde diese Impfung vor einigen Jahren in den allgemeinen Impfkalender aufgenommen.

2.2. Impfungen für alle Jugendlichen

Alle jugendlichen 9- bis 17-Jährigen sollten (spätestens bis zum 18. Geburtstag) folgende Impfungen erhalten (☞ Tab. 2.5, Abb. 2.2):

Tetanus (T)	1 x Auffrischimpfung
Diphtherie (d)	1 x Auffrischimpfung (mit Td)
Azelluläre Pertussis (aP)	1 x Auffrischimpfung (bei vollständiger Grundimmunisierung)
Inaktivierte Poliovakzine (IPV)	1 x bei vollständiger Grundimmunisierung
Masern/Mumps/ Röteln (MMR)	2. Impfung - falls noch nicht erfolgt
Hepatitis B (HBs)	Grundimmunisierung - falls noch nicht erfolgt.

Tab. 2.5: Empfohlene Impfungen für alle Jugendlichen.

Td: Im Rahmen der 10jährigen Wiederholungsimpfungen, die für eine lebenslange Immunität erforderlich sind.

2.2. Impfungen für alle Jugendlichen

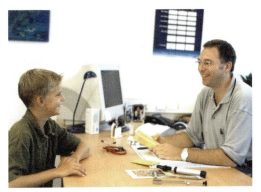

Abb. 2.2: Um die Gefahren für die Gesundheit frühzeitig zu erkennen, wurde speziell für Jugendliche im Alter von 12-14 Jahren ein Gesundheits-Check-up entwickelt. Diese Jugendgesundheitsuntersuchung J1 wird beispielsweise von Kinder- und Jugendärzten vorgenommen. Neben einer gründlichen Untersuchung und der Überprüfung des Impfschutzes nimmt sich der Arzt Zeit, um auf Fragen und Bedürfnisse des Jugendlichen einzugehen.

aP: Die derzeitige epidemiologische Situation in Deutschland lässt eine Erregerzirkulation - *Bordetella pertussis* - besonders bei Jugendlichen und jungen Erwachsenen mit unzureichendem Impfschutz vermuten. Gerade diese Personen gefährden als junge Väter oder Mütter ihre Säuglinge, die dann erfahrungsgemäß meist besonders schwer erkranken. Das Nachholen oder die Vervollständigung des Impfschutzes gegen Pertussis wird im Jugendalter mit einem azellulären Pertussis-Impfstoff empfohlen. Für seine Anwendung ist die Fachinformation zu beachten. Für bereits viermal gegen Pertussis geimpfte Kinder bzw. Jugendliche wird im Alter von 9 bis 17 Jahren eine weitere Dosis aP empfohlen.

IPV: Die epidemiologische Lage der Poliomyelitis in Deutschland ist günstig, Polio-Wildinfektionen sind seit 1992 nicht mehr aufgetreten. Solange aber im internationalen Maßstab immer noch endemische Polio-Herde z.B. in Asien und Afrika existieren, ist für den Fall einer Einschleppung von Polioviren eine ausreichende Herdimmunität in der deutschen Bevölkerung unbedingt erforderlich. Grundimmunisierungen sind zu vervollständigen. Die Meldungen über plötzlich auftretende schlaffe Lähmungen sind ernst zu nehmen, weil sie Bestandteil des Eradikationsprogramms der WHO in Deutschland sind.

MMR: Das Bekämpfungsprogramm gegen Masern, Mumps, Röteln steht und fällt mit der konsequenten zweimaligen Impfung einer jeden Person. Nur mit einer Durchimpfungsrate von > 95 % kann eine verlässliche Herdimmunität erzielt werden, die für eine Unterbrechung der Erregerzirkulation erforderlich ist. Da besonders die Zweitimpfung in Deutschland mit nur etwa 20 % außergewöhnlich niedrig ist, aber für eine zufriedenstellende Effektivität mindestens 50 % betragen muss, sollte sich jeder Jugendliche fragen, ob er bereits 2 x gegen MMR geimpft ist. Anderenfalls sollte er sich umgehend die zweite Impfung abholen. Das gilt in besonderer Weise für Mädchen und junge Frauen im gebärfähigen Alter, damit sie eine sicher schützende Immunität gegen Röteln bekommen. Für die Impfung besteht übrigens keine Altersbegrenzung, so dass sich auch Erwachsene eine fehlende zweite Impfdosis geben lassen können. Eine entsprechende Empfehlung enthält die neue STIKO-Empfehlung vom Juli 2001 für "Personen in Einrichtungen der Pädiatrie sowie in Gemeinschaftseinrichtungen für das Vorschulalter und in Kinderheimen". Auch gegen Masern, Mumps, Röteln ist ein Eradikationsprogramm der WHO angelaufen.

HBV: Jugendliche sind durch Hepatitis B überdurchschnittlich gefährdet. Sie nehmen erste sexuelle Kontakte auf, oft ohne die Infektionsgefährdungen sexuell übertragbarer Erkrankungen hinreichend zu kennen und sich davor zu schützen. Die Rate der Neuinfektionen an Hepatitis B ist im Jugend- und jugendlichen Erwachsenenalter denn auch am höchsten. Außerdem bekommen Jugendliche beim Piercen oder Tätowieren mit unkalkulierbaren kontagiösen Materialien engen Kontakt. Deshalb ist ein vollständiger Impfschutz gegen Hepatitis B - dreimalige Impfdosen -, wenn sie nicht schon im Kindesalter verabfolgt worden sind, in dieser Altersgruppe besonders dringend. Ab dem Jahr 2005 werden hinreichend Erfahrungen über die Dauer des Impfschutzes nach einer Grundimmunisierung vorliegen, um über Boosterimpfungen zu entscheiden.

2.3. Impfungen für alle Erwachsenen

Alle Erwachsenen sollten ihren Impfschutz gegen Tetanus und Diphtherie nach jeweils 10 Jahren durch eine einmalige Impfdosis auffrischen. Auch nach 15, 20 oder mehr Jahren ist nach vollständiger Grundimmunisierung eine einmalige Impfinjektion als Booster ausreichend, um eine abwehrbereite Immunität zu erzeugen. "Jede Impfung zählt" und "Das Immunsystem vergisst nicht" sind Schlagwörter, die die heutige Lehrmeinung in dieser Frage wiedergeben.

> Für ältere Personen > 60 Jahre gibt es spezielle Impfempfehlungen.

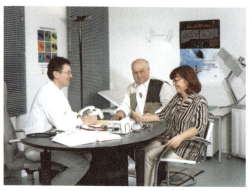

Abb. 2.3: Gesund und fit bleiben: Der Arzt berät über Vorsorgeuntersuchungen und Schtzimpfungen. Empfohlen für alle über 60 Jahre sind die Grippe- und Pneumokokken-Impfung.

Bekanntlich lässt die Funktion des Immunsystems mit zunehmendem Alter allmählich nach, so dass bei allen Personen ab dem 60. Lebensjahr folgende impfpräventable Krankheiten überdurchschnittlich häufig vorkommen und meist schwer, nicht selten sogar tödlich verlaufen: Influenza mit ihren Komplikationen an Herz-Kreislauf sowie Pneumokokkeninfektionen mit ihren Lungenkomplikationen.

Die **Influenza** gehört neben der Hepatitis B zu den verbreitetsten und gefährlichsten Virusinfektionen weltweit. Im Abstand von 3-5 Jahren breitet sie sich epidemisch, mit einem Intervall von 20-30 Jahren pandemisch aus.

> Während einer Influenza-Epidemie erkranken Millionen Menschen aller Altersgruppen.

Die sog. Übersterblichkeit betrifft ältere Personen > 60 Jahre und chronisch Kranke, die eine schwere Komplikation der Influenza-Infektion erleiden. Mitarbeiter(innen) in medizinischen Arbeitsbereichen, aber auch Vertreter aus Berufen mit hohem Publikumsverkehr sind als besonders gefährdet einzustufen. Sie bedürfen eines Impfschutzes, um sich selbst vor Infektion, aber auch ihre Patienten bzw. Kontaktpersonen vor Erregerübertragung zu schützen.

> Die Impfung mit dem heute üblichen Spaltimpfstoff (intramuskuläre Injektion) ist gut verträglich, effektiv und jährlich zu wiederholen.

Pneumokokken gehören zu den wichtigsten Erregern der außerhalb des Krankenhauses erworbenen bakteriellen Pneumonie. Sie verläuft bei Schulkindern und jugendlichen Erwachsenen oft als Lobärpneumonie, bei jungen Kindern und älteren Menschen als Bronchopneumonie. Schwere Verläufe und Komplikationen wie Pleuraempyem, Lungenabszesse und Sepsis sind bei älteren (> 60 Jahre), immunschwachen Patienten (HIV-Infektion, Asplenie, Down-Syndrom) und chronisch Kranken (Diabetes mellitus) keine Seltenheit. Zu beachten ist eine zunehmende Penicillinresistenz der Erreger, die in einigen europäischen Ländern wie Spanien, Frankreich, Ungarn und Rumänien bereits 50 % und mehr erreicht hat. Eine Impfung gegen Pneumokokken ist deshalb bei allen genannten Personen mit erhöhter Morbidität und Letalität zu empfehlen. Sie ist bei Erwachsenen alle 6 Jahre zu wiederholen. Ein polyvalenter Impfstoff gegen 23 Kapseltypen steht dafür in Deutschland zur Verfügung.

Mit den regelmäßigen Wiederholungsimpfungen gegen Tetanus und Diphtherie gelten demnach für ältere Personen ab dem 60. Lebensjahr folgende Impfempfehlungen (☞ Tab. 2.6).

Tetatoxoid/Diphtherie-toxoid (Td)	1x alle 10 Jahre
Pneumokokken (Polysaccharid-Impfstoff) (> 60 J.)	1x alle 6 Jahre
Influenza-Impfstoff (> 60 J.)	1x jährlich im Herbst

Tab. 2.6: Empfehlungen von Impfungen für alle Erwachsenen.

2.4. Impfungen von Risikopersonen und aus besonderen Anlässen

■ Indikationsimpfungen

Indikationsimpfungen werden zum Schutz vor speziellen Infektionsgefährdungen (bei überdurchschnittlicher Exposition) oder auch bei erhöhter Empfänglichkeit (überdurchschnittlicher Disposition) eingesetzt.

Der Einsatz bestimmter Impfungen ist demnach für die besonderen Anlässe mit erhöhter Infektionsexposition oder -disposition vorgesehen wie Tab. 2.7 zeigt.

1. bei überdurchschnittlicher Exposition
1.1 vor Auslandsreisen
1.2 bei bestimmten Berufsgruppen
1.3 bei infektionsexponierender Lebensweise
1.4 nach Unfall
2. bei überdurchschnittlicher Disposition
2.1 bei Frauen mit Kinderwunsch
2.2 bei älteren Personen > 60 Jahre
2.3 bei Immunschwäche
2.4 bei chronischen Erkrankungen

Tab. 2.7: Indikationsimpfungen und ihr praktischer Einsatz.

■ Risiko: Erhöhte Exposition

Rechtzeitige Reiseimpfungen bewahren den Auslandsreisenden vor Erkrankungen an impfpräventablen Infektionen. Bestimmte Berufsgruppen benötigen Impfungen zum Schutz der eigenen Person, aber auch zur Verhütung der Übertragung von Infektionen. Ungünstige, infektionsfördernde Lebensbedingungen lassen einen Impfschutz besonders vor Hepatitis B ratsam erscheinen. Schließlich ist nach einer Verletzung die Tetanus-immunisierung eine streng indizierte Schutzmaßnahme.

Diese Indikationsbereiche für Impfungen, die speziell darauf zielen, einen situationsbedingten Infektionsdruck abzuwehren, sollen in gebotener Kürze beschrieben werden.

▶ **Reiseimpfungen (und andere Expositionsbedingungen)**

Jährlich erkranken zahlreiche Deutsche nach einer Auslandsreise an Infektionskrankheiten, gegen die sie sich wirksam durch eine Impfung hätten schützen können. Hinsichtlich der Häufigkeit steht die Hepatitis A mit fast 5000 Infektionen pro Jahr an oberster Stelle. Aber auch die selteneren impfpräventablen Infektionen bedeuten für den Erkrankten eine Tragik mit langem Krankenlager und vielleicht sogar Dauerschäden, die er hätte verhüten können.

Die Impfberatung vor einer Auslandsreise setzt die Kenntnis über die aktuelle Situation am Reiseziel, über die Art der Reise (Pauschalurlaub oder Abenteuer-/Trekkingreise) und über den Impfstatus des Reisenden voraus. In jedem Fall ist eine Auffrischimpfung von Tetanus (T), Diphtherie (d) und Polio (IPV) zu empfehlen, wenn die letzte Impfung länger als 10 Jahre zurück liegt. Wichtig ist dabei folgende Feststellung: Tetanus und Diphtherie kommen in allen Erdteilen und allen Ländern vor, sie sind weltweit verbreitet (☞ Abb. 2.4).

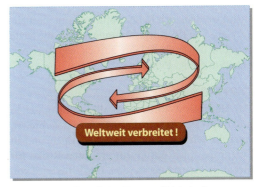

Abb. 2.4: Risikogebiete Tetanus/Diphtherie.

Poliomyelitis

Konsequente Impfungen haben dazu geführt, dass die Poliomyelitis seit Anfang der 90er Jahre aus dem gesamten amerikanischen Kontinent verschwunden ist und nur noch in einigen Regionen Afrikas und Asiens, auch noch Südosteuropas sporadisch oder endemisch auftritt, wie Abb. 2.5 demonstriert.

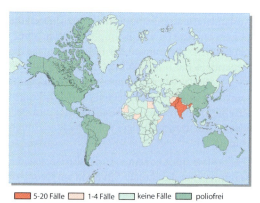

Abb. 2.5: Risikogebiete Poliomyelitis (gemeldete Fälle 2001).

Für Reisende in Polio-Endemiegebiete empfiehlt sich eine Auffrischimpfung. Im Januar 1998 hat die Ständige Impfkommission am Robert-Koch-Institut die Impfstrategie für Deutschland von der Schluckimpfung (mit oraler Polio-Vakzine = OPV) auf Injektionsimpfung (mit inaktivierter Polio-Vakzine = IPV) umgestellt. Dementsprechend werden auch Reiseimpfungen mit einmaliger Gabe von IPV vorgenommen, sofern die letzte Impfung länger als 10 Jahre zurück liegt. Ihre Applikation erfolgt intramuskulär.

Hepatitis A

Das Hepatitis A-Virus ist in allen subtropischen und tropischen Regionen der Erde weit verbreitet. Auch in den Ländern südlich der Alpen und in Osteuropa muss mit einem erhöhten Risiko für Hepatitis A gerechnet werden. Das Virus wird von den Kranken in Stuhl und Urin ausgeschieden und findet sich im Abwasser sowie konzentriert in Mollusken, Krebsen und anderen Meerestieren, die als Speisekostbarkeiten beliebt sind. Die Übertragung erfolgt also fäkal-oral. Die allgemeine Regel für die Nahrungsaufnahme in tropischen Ländern "Cook it, peel it or forget it", findet hier seine praktische Bedeutung. Einheimische Bewohner dieser Erdregionen besitzen eine natürliche Immunität. Über 90 % von ihnen haben bereits als Kind eine Hepatitis A-Infektion durchgemacht und sind lebenslang immun. Abb. 2.6 zeigt die globale Verbreitung der Hepatitis A.

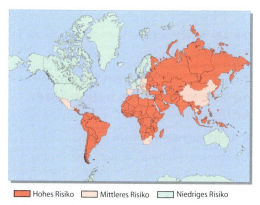

Abb. 2.6: Risikogebiete Hepatitis A.

Bekanntlich verläuft die Erkrankung im Kindesalter leicht und meist anikterisch. In Deutschland hat die Hepatitis A in Kriegs- und Nachkriegszeiten eine große Verbreitung gehabt. Hunderttausende Soldaten und Zivilisten erkrankten, so dass bei über 50Jährigen hierzulande mit einer natürlichen Immunität gerechnet werden kann. Jetzt ist die Hepatitis A in Mitteleuropa eine ausgesprochene Reisekrankheit. Mit zunehmendem Lebensalter verursachen die Hepatitis A-Viren stärkere Symptome wie Übelkeit, Erbrechen, Bauchschmerzen, Ikterus, bisweilen auch Rezidive oder schwere, selten tödliche Verläufe. Chronische Lebererkrankungen wie bei einer Hepatitis B sind allerdings nach einer Hepatitis A nicht zu fürchten. Aber es gibt lange Krankheitsverläufe, die die betroffenen Erwachsenen in den finanziellen Ruin treiben können.

Die Hepatitis A-Impfung sollte bei allen Reisen in südliche und östliche Länder mit geringerem Hygienestandard (Mittelmeerraum, Osteuropa, Afrika, Asien, Südamerika) vorgenommen werden. Der Totimpfstoff wird intramuskulär in zwei Einzeldosen (2. Injektion nach 6-12 Monaten) verabfolgt. Der Impfschutz setzt bereits ab der 2. Woche nach der ersten Impfinjektion ein und hält nach der zweiten Impfinjektion mindestens 10 Jahre an. Die Verträglichkeit der Impfung ist ausgesprochen gut.

Weitere Indikationen für eine Hepatitis A-Impfung sind bestimmte Berufsgruppen, die mit einer überdurchschnittlichen Hepatitis A-Gefährdung zu rechnen haben oder für die Weiterverbreitung von Hepatitis A-Viren verantwortlich sein können wie Personal (Fach- und Pflege- sowie Küchen- und Reinigungskräfte) in Einrichtungen der Pädiatrie, Infektionsmedizin, Laboratorien, Kindertagesstätten, Kinderheimen, psychiatrischen oder vergleichbaren Fürsorgeeinrichtungen, Kanalisations- und Klärwerksarbeiter, homosexuell aktive Männer, Hämophilie-Kranke, Kontaktpersonen zu Hepatitis-A-Patienten (als Riegelungsimpfung), Personen mit einer chronischen Lebererkrankung ohne HAV-Antikörper.

Eine Vortestung auf HAV-Antikörper ist bei allen Personen, die vor 1950 geboren sind, und bei Personen, die auf eine positive HA-Anamnese verweisen können, sinnvoll. Zumeist besitzt dieser Personenkreis einen Antikörperschutz, der eine Impfung erübrigt.

Hepatitis B

Die Hepatitis B gehört zu den verbreitetsten und gefährlichsten Virusinfektionen weltweit.

Ihre Verbreitung unterliegt regionalen Unterschieden; besonders hoch ist ihre Häufigkeit in Südostasien und Zentralafrika, wie Abb. 2.7 deutlich macht.

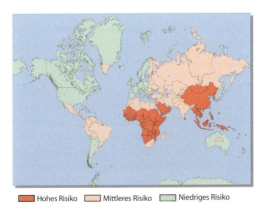

Abb. 2.7: Risikogebiete Hepatitis B.

Die Inzidenz der symptomatischen und asymptomatischen Hepatitis B bei Langzeitreisenden liegt zwischen 80 und 240 Fällen pro 100.000 Reisenden pro Aufenthaltsmonat; für Kurzzeitreisende (< 4 Wochen) ist diese Inzidenz zwei- bis zehnmal geringer. Sexuelle Kontakte mit Einwohnern vor Ort sind mit einem besonders hohen Infektionsrisiko behaftet. Bei der sehr hohen Kontagiosität des Hepatitis B-Virus genügt aber auch ein enger Körperkontakt, bei dem die Erreger mit dem Speichel des Infizierten durch kleinste Haut- oder Schleimhautläsionen der Kontaktperson eindringen können. Auch bei jeder medizinischen Notfallversorgung oder zahnärztlichen Behandlung ist die Infektionsgefährdung als überdurchschnittlich einzustufen. Dies belegt auch eine Studie an einer Gruppe von 360 Missionaren, die im Gesundheitsdienst tätig waren und nach ihrem Einsatz zu > 25 % infiziert waren, während sie zuvor nur in 3 % HB-Marker aufwiesen.

Neben einer Auslandsreise gibt es weitere Indikationen für eine Impfung gegen Hepatitis B. Es betrifft dies hauptsächlich beruflich mit kontagiösem Blut exponierte Mitarbeiter (Medizin, Zahnmedizin, Sozialarbeiter, Rettungsdienst, Polizei, Feuerwehr), mit Blut(produkten) behandlungspflichtige Patienten (Dialyse, Hämophilie, Herz-Lungen-Maschine) sowie sexuell oder parenteral exponierte Personen (Homosexuelle, Drogenabhängige, Prostituierte) und Kontaktpersonen zu HBs-Antigenträgern.

Die Impfung erfolgt mit einem gentechnologisch gewonnenen Totimpfstoff. Dieser wird dreimal intramuskulär injiziert. Die Verträglichkeit des Impfstoffs ist gut. Antikörperkontrolle 2 Monate nach der 3. Impfdosis nur bei Erwachsenen (nicht bei Kindern) mit folgender Bewertung:

- Anti-HBs < 100 IE/l → Nachimpfung und erneute Kontrolle
- Anti-HBs > 100 IE/l → Wiederholungsimpfung nach 10 Jahren

Bei Fortbestehen des Infektionsrisikos Wiederholungsimpfungen in 10jährigen Abständen.

Besteht außerdem eine Indikation für eine Hepatitis A-Impfung, kann ein Kombinationsimpfstoff gegen Hepatitis A und B verwendet werden.

Gelbfieber

Das Gelbfiebervirus wird durch Stechmücken übertragen, die in den tropischen Regionen Afrikas und Südamerikas, nicht aber in Asien anzutreffen sind. Abb. 2.8 zeigt die Verbreitung des Gelbfiebers in Afrika und Südamerika.

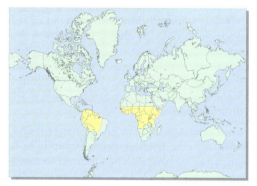

Abb. 2.8: Risikogebiete Gelbfieber.

Die Infektion führt nicht selten zu schweren Symptomen an inneren Organen (ZNS, Leber, Niere). Es fehlt jede Möglichkeit einer kausalen Therapie, so dass tödliche Verläufe durch Leber- und Nierenversagen in > 20 % der Erkrankungen zu beklagen sind. Die Impfung mit einem Lebendimpfstoff ist die einzige effektive und gut verträgliche Möglichkeit eines Schutzes, der in den meisten Ländern der genannten Regionen nicht nur für Einreisende an der Landesgrenze gefordert, sondern auch für die einheimische Bevölkerung empfohlen und vorgenommen wird. Da sich aber diejenigen Länder, die eine Impfbescheinigung vor der Einreise verlangen, selbst vor Gelbfieber-Einschleppung schützen wollen, ist ein Fehlen der Impfvorschrift nicht mit einer Gelbfieberfreiheit gleichzusetzen. Zur Impfung sind nur bestimmte Gelbfieber-Impfstellen zugelassen. Sie sind über die zuständigen Gesundheitsämter oder im Internet über www.dtg.mwn.de/impfen/gfimpfst/gf.htm zu erfahren.

Typhus

Die Erreger einer Typhusinfektion - *Salmonella typhi* - kann man sich unter schlechten hygienischen Verhältnissen jederzeit einfangen. Davon zeugen auch die zahllosen Typhuskranken in Deutschland in den Nachkriegsjahren nach 1945. Auch heute ist Typhus in fast allen Ländern des Tropengürtels mit mehr oder weniger geringem Hygienestandard anzutreffen, wie Abb. 2.9 zeigt.

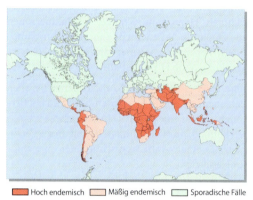

Abb. 2.9: Risikogebiete Typhus.

Ein untypischer Krankheitsbeginn wird meist von einer längeren Fieberperiode mit Bewusstseinstrübung und Beteiligung innerer Organe (Darm, Leber, Gallenblase, Herz, Lunge, Knochenmark) gefolgt. Dauerausscheider von S. typhi dürfen nicht in der Lebensmittelherstellung oder -verarbeitung beschäftigt sein.

Für die Impfung stehen zwei unterschiedliche Impfstoffe zur Verfügung. Zum einen ein oraler Lebendimpfstoff; in einer Kapsel sind rund 1 Milliarde abgeschwächter Keime enthalten; ein Impfschutz wird nach 3 Kapseln erreicht, die an den Tagen 1, 3, und 5 eingenommen werden. Ein Impfschutz beginnt etwa 10 Tage nach der 3. Kapsel und wird auf 1-3 Jahre angesetzt. Zum anderen steht ein parenteraler Totimpfstoff zur Verfügung, der den Vorteil besitzt, auch bei Immunschwäche eingesetzt werden zu können. Nach einer Injektion wird ein Impfschutz für die gleiche Zeit von 1-3 Jahren erzielt. Bei Langzeitaufenthalten in einer Risikoregion sind einmalige Booster-Impfungen in drei- bis vierjährigem Abstand ratsam.

Meningokokken

Meningokokken kommen zwar bei ca. 10 % gesunder Menschen (gesunde Keimträger) im Nasen-Rachen-Raum vor, können aber auch (besonders im jungen Kindesalter) zu schweren, lebensbedrohlichen Erkrankungen führen. Sehr gefürchtet sind die eitrige Meningitis und die Sepsis sowie das foudroyant verlaufende Waterhouse-Friderichsen-Syndrom. Ohne rechtzeitige Antibiotikatherapie haben diese Patienten keine Überlebenschance. Epidemisch treten Meningokokken-Erkrankungen in gewissen Abständen im sog. tropischen Meningokokken-Gürtel (südliche Sahara-Länder in Afrika, Indien, Nepal, Golfstaaten, Tropengürtel in Südamerika) auf, wie Abb. 2.10 zeigt.

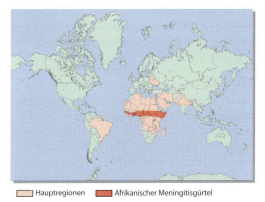

☐ Hauptregionen   ■ Afrikanischer Meningitisgürtel

Abb. 2.10: Risikogebiete Meningokokken.

Auch in Mitteleuropa, insbesondere Spanien (Katalonien) und auch in Großbritannien werden immer wieder Meningokokken-Infektionen beobachtet, die allerdings nicht epidemisch, sondern sporadisch oder allenfalls endemisch auftreten.

Für die Impfpraxis ist es bedeutungsvoll, dass gegen die in Deutschland meist auftretenden Meningokokken der Serogruppe B bisher kein Impfstoff zur Verfügung steht, während gegen die in den Tropen vorkommenden Serogruppen A, C, W, Y ein effektiver Totimpfstoff existiert. Neuerdings gibt es einen C-Konjugat-Impfstoff, der z.B. großflächig in Großbritannien und Katalonien eingesetzt wird. Seit Einführung des Meningokokken-Impfprogramms sind in England die Erkrankungen und Todesfälle durch Meningokokken bereits um 70 % zurückgegangen.

Die jüngsten Verlautbarungen der Ständigen Impfkommission (Juli 2001) enthalten konkrete Impfempfehlungen gegen Meningokokken der Serogruppe C. Vor dem vollendeten zweiten Lebensjahr wird ausschließlich eine Impfung mit Konjugatimpfstoff, nach dem vollendeten zweiten Lebensjahr wird die Impfung bei fortbestehender Impfindikation mit einem tetravalenten Polysaccharid-Impfstoff durchgeführt.

Zur individuellen Prophylaxe werden Personen mit Immundefekten, insbesondere Komplement- und Properdindefekten, Hypogammaglobulinämie und Asplenie geimpft. Weiterhin besteht zum Schutz bei möglicher Exposition eine Impfindikation für Reisende in Länder mit einer Epidemie (Pilgerreisende nach Saudi-Arabien - Hadj - benötigen eine tetravalente Meningokokken-Impfung), für Schüler/Studenten vor Langzeitaufenthalten in Ländern mit allgemein empfohlener Impfung (Großbritannien) sowie für gefährdetes Laborpersonal.

Eine Impfung im Falle eines gehäuften regionalen Meningokokken-Vorkommens (3 oder mehr Erkrankungen mit der gleichen Serogruppe) ermöglicht einen längerfristigen Schutz einer größeren Gruppe von exponierten Personen. Die Impfung eignet sich nicht als Inkubations- oder Riegelungsimpfung. Eine einmalige Injektion bietet einen Schutz, der etwa 2 Wochen nach der Impfung einsetzt und ca. 5 Jahre anhält.

Frühsommer-Meningo-Enzephalitis (FSME)

FSME-Viren werden von Zecken (*Ixodes ricinus* = Holzbock) beherbergt, die in bewaldeten Flussniederungen der Donau und ihrer Nebenflüsse (beispielsweise in Württemberg, Bayern, Tschechien, Slowakei, Österreich, Ungarn), aber auch in Südschweden, im Baltikum und in allen osteuropäischen Ländern bis nach Sibirien anzutreffen sind, wie Abb. 2.11 zeigt.

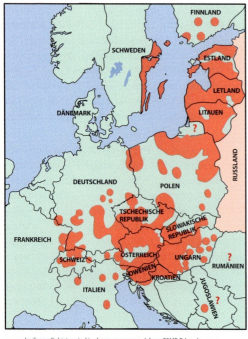

In diesen Gebieten sind in den vergangenen Jahren FSME-Erkrankungen aufgetreten und dokumentiert worden.

In diesen Gebieten mit FSME-Erkrankungen zu rechnen. Eine genaue Dokumentation der einzelnen Erkrankungen liegt nicht vor.

? Für diese Gebiete liegen keine Erkenntnisse vor.

Abb. 2.11: Risikogebiete der Frühsommer-Meningo-Enzephalitis (FSME).

Als Indikation für eine Inlandsimpfung gelten folgende Risikogebiete in Deutschland:

- *Bayern*: südlicher Bayerischer Wald, Niederbayern entlang der Donau ab Regensburg (Region Passau), entlang der Flüsse Paar, Isar (ab Landshut), Rott, Inn, Vils, Altmühl.
- *Baden-Württemberg*: gesamter Schwarzwald; Gebiete entlang der Flüsse Enz, Nagold, Neckar sowie entlang des Ober-/Hochrheins, oberhalb Kehls bis zum westlichen Bodensee (Konstanz, Singen, Stockach).
- *Hessen:* Odenwald, LK Marburg-Biedenkopf.
- *Rheinland-Pfalz*: LK Birkenfeld.

Die Zecken bedingen auch die saisonale Häufung der FSME in den Monaten April bis Oktober. Jährlich bereisen Millionen Touristen diese "Naturherde". Selbstverständlich bedeutet nicht jeder Zeckenstich eine FSME-Infektion und nicht jede Infektion eine Erkrankung. Doch wenn es einmal zu einer Erkrankung mit ZNS-Beteiligung kommt, dann ist mit einem dramatischen Verlauf, sogar mit einer Defektheilung oder einem tödlichen Ausgang zu rechnen. In Deutschland werden jährlich etwa 150-200 FSME-Erkrankungen gemeldet. Eine kausale Therapie steht nicht zur Verfügung. Nur eine Impfung bietet einen ausreichenden Schutz und wird nicht nur als Reiseimpfung, sondern für Wald- und Forstarbeiter in den aktiven Naturherden auch als Impfung für Berufsgruppen angeboten.

Der Totimpfstoff wird intramuskulär in drei Teilinjektionen (0, 1 Monat, 12 Monate) verabfolgt. Er entfaltet seine Schutzwirkung etwa 10 Tage nach der zweiten Injektion, die in dringenden Fällen auf 2 Wochen nach der ersten Injektion vorgezogen werden kann, und hält nach der 3. Injektion über etwa 3-5 Jahre an. Wegen starker Reaktogenität wurde 2001 der Impfstoff TicoVac vom Hersteller zurückgezogen. Der zugelassene Impfstoff Encepur steht für Jugendliche ab 12 Jahre und für Erwachsene weiterhin zur Verfügung.

Tollwut

Bei der Tollwut handelt es sich um eine Infektionskrankheit mit einer 100 %igen Letalität. Das Tollwutvirus (Lyssavirus) wird durch Tierbiss (Fuchs, Rind, Reh, Katze, Hund, Affe) oder Schleimhautkontakt übertragen und befällt das Nervensystem, wodurch über Muskelzuckungen, Atem- und Schluckstörungen bei vollem Bewusstsein der Tod eintritt. Da jede noch so intensive Behandlung aussichtslos ist, gilt es, bereits bei Tollwutverdacht mit der postexpositionellen Impfung zu beginnen. Unter Verdacht stehende Tiere werden getötet und untersucht oder 10 Tage beobachtet, da bei einer Infektion innehalb dieser Zeit der Tod eintritt. Daraus ergibt sich ebenfalls die Indikation zur Impfung.

Das Vorgehen bei der spezifischen Prophylaxe (Simultanimpfung) richtet sich nach der Intensität des Kontaktes mit dem tollwutverdächtigen Tier oder mit einem Impfköder (oraler Lebendimpfstoff für Füchse) (☞ Tab. 2.8).

Reisende in Tollwutregionen (in Indien, Ostasien, Afrika, insbesondere in Entwicklungsländern sind streunende Straßenhunde und Affen häufig tollwutinfiziert; ☞ Abb. 2.12) und bestimmte Berufsgruppen mit erhöhtem Tollwutrisiko (Tierärzte, Laborpersonal, Jäger, Waldarbeiter, Landwirte in Risikogebieten) sollten sich einer präexpositionellen Impfung unterziehen.

Die Art des verdächtigen Tierkontaktes bestimmt das Vorgehen			
Intensitätskategorie	Kontakt zum Tier	Kontakt zum Impfstoffköder	Prophylaxe
I	Berührung der Tiere oder Belecken der intakten Haut	Berührung bei intakter Haut	Keine
II	Berührung mit Hautkratzer, Belecken der nicht intakten Haut	Berührung bei nicht intakter Haut	Aktive Immunisierung
III	Bissverletzung, Schleimhautkontakt mit Tierspeichel	Impfflüssigkeit auf Schleimhaut oder Hautverletzung	Simultanimpfung
Durchführung der aktiven und passiven Immunisierung			
Aktive Immunisierung (Impfung)	Injektion je einer Impfdosis an den Tagen 0, 3, 7, 14, 30, evtl. noch 90		
Passive Immunisierung (bei Simultanimpfung)	Einmalig 20 IE/kg KG (50 % zur Infiltration des Wundgebietes, 50 % tief i.m.)		
Bei besonders gefährlicher Exposition			
Weitere Impfdosen (1-2) innerhalb eines Jahres oder (3-4) innerhalb der nächsten 3 Jahre. Liegt die Exposition > 5 Jahre zurück, dann vollständiger Impfmodus wie bei Nichtgeimpften.			

Tab. 2.8: Postexpositionelle Prophylaxe bei Verdacht auf Tollwutinfektion.

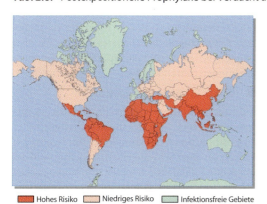

Abb. 2.12: Risikogebiete Tollwut.

Der Totimpfstoff wird hierbei in 3 Einzeldosen intramuskulär an den Tagen 0, 28 und 56 (oder 0, 7, 21) injiziert. Booster-Impfungen sind nach 1 Jahr, danach alle 2-5 Jahre bzw. nach Biss tollwutverdächtiger Tiere erforderlich.

▶ **Impfungen für Berufsgruppen**

Der enge Kontakt sowohl zu kontagiösen Patienten (Pflegeberufe) als auch mit erregerhaltigem Untersuchungsmaterial (Laborberufe) verlangen zur eigenen Sicherheit einen aktuellen Impfschutz. Auch Berufe mit regelmäßigem Kinderkontakt (Kinderkrankenschwestern, Erzieherinnen, Lehrer) sollten sich ebenfalls durch Impfungen vor MMR, Hepatitis B, Varizellen und Pertussis schützen, sofern sie nicht bereits eine natürliche Immunität besitzen. Andererseits bedeutet jede Immunitätslücke bei medizinischem Betreuungspersonal (Ärzte, Schwestern) eine potentielle Infektionsgefährdung für empfängliche Patienten wie dies bei AIDS- oder Krebspatienten der Fall ist. Auch deshalb sollten Vertreter aller medizinischen Berufe auf die ständige Aktualisierung ihres Impfschutzes bedacht sein, der weit über den Impfschutz der Normalbevölkerung hinausgeht.

Die für die Praxis wichtigsten Indikationsimpfungen wegen eines beruflichen Risikos sind in Tab. 2.9 zusammengestellt.

Impfung	Beruf
FSME	Garten- und Waldarbeiter in Endemiegebieten
Hepatitis A	Kinderbetreuer (Pädiatrie, Infektionsabteilung, KiTa) Laborassistenten in der Virologie, Arbeiter in lebensmittelverarbeitender Industrie Kanalisationsarbeiter
Hepatitis B	medizinisches Personal einschl. Zahnärzte, Berufe mit hohem Publikumsverkehr (Verwaltung, Pädagogik, Verkehr, Polizei, Zoll)
Influenza	medizinisches Personal einschl. Zahnärzte, Berufe mit hohem Publikumsverkehr (Verwaltung, Pädagogik, Verkehr, Polizei, Zoll)
MMR	Ungeimpfte bzw. empfängliche Personen in Einrichtungen der Pädiatrie sowie in Gemeinschaftseinrichtungen für das Vorschulalter und in Kinderheimen.
Pertussis	Personal in Pädiatrie und Infektionsmedizin sowie in Gemeinschaftseinrichtungen für das Vorschulalter
Tollwut	Wald- und Forstarbeiter, Jäger, Tierlabor, Veterinärmediziner
Varizella	seronegative Beschäftigte in der Betreuung von AIDS- und Krebspatienten

Tab. 2.9: Indikationsimpfungen bei bestimmten Berufsgruppen.

▶ **Impfungen wegen infektionsexponierender Lebensweise ("Lifestyle")**

Personen mit häufig wechselndem Geschlechtsverkehr, insbesondere auch Homosexuelle und Sado-Masochisten, sowie Drogensüchtige, die von parenteralen Applikationen abhängig sind, und Gefängnisinsassen bedürfen dringend und rechtzeitig eines Impfschutzes gegen Hepatitis B.

▶ **Impfungen bei Unfall**

Unfälle gehen häufig mit einer direkten oder indirekten Infektionsgefährdung einher. Tetanussporen sind ubiquitär vorhanden. Auch die kleinste Bagatellverletzung kann infiziert sein, wenn sie mit sporenhaltiger Erde verschmutzt ist. Auch Verbrühungen, Verbrennungen und jeder Tierbiss sollten grundsätzlich als tetanusinfiziert betrachtet werden. Tab. 2.10 enthält die Empfehlungen zum Tetanusschutz nach Verletzungen.

Wahrscheinlich bedarf diese Empfehlung einer Korrektur, weil aus klinischer Sicht nicht zwischen "tetanusverdächtiger" oder "nichtverdächtiger" Wunde differenziert werden kann. Die praktische Erfahrung lehrt vielmehr, dass gerade die sog. Bagatellverletzungen (Rosendorn bei der Gartenarbeit, Zehengangrän bei Diabetes mellitus o.ä.) bei Empfänglichen zu tödlich verlaufenden Tetanusinfektionen führen können.

■ **Risiko: Erhöhte Disposition**

Indikationsimpfungen finden ein praktisches Anwendungsgebiet auch bei überdurchschnittlicher Disposition. So ist ein kompletter Impfschutz bei Frauen vor einer Schwangerschaft wichtig, weil das werdende Kind dadurch seinen immunologischen "Nestschutz" erhält. Ältere Menschen benötigen einen Impfschutz vor Infektionen, durch die sie

Anzahl der Tetanusimpfungen	nicht verschmutzte Wunde		verschmutzte Wunden	
	Td[1)] od. TD[2)]	TIG[3)]	Td od. TD	TIG
Unbekannt	ja	nein	ja	ja
0-1	ja	nein	ja	ja
2	ja	nein	ja	nein
3 und mehr	nein[4)]	nein	nein[5)]	nein

Tab. 2.10: Tetanusschutz nach Verletzungen (modifiziert nach STIKO-Empfehlung 2001).
1) Personen > 6 Jahre erhalten Diphtherie-Toxoid mit geringem Antigengehalt.
2) Kinder < 6 Jahre erhalten Diphtherie-Toxoid mit hohem Antigengehalt.
3) TIG = Tetanus-Immunglobulin (Humanimmunglobulin); Dosis 250 IE oder im Bedarfsfall 500 IE.
4) Ja, wenn seit der letzten Impfung mehr als 10 Jahre vergangen sind.
5) Ja, wenn seit der letzten Impfung mehr als 5 Jahre vergangen sind.

lebensbedrohlich gefährdet werden können. Eine bedeutsame Gruppe stellen Patienten mit chronischen Erkrankungen und hier besonders die mit einer Immunschwäche dar, die stets mehr oder weniger infektionsgefährdet sind und unbedingt einen aktuellen Impfschutz, wie übrigens auch ihre Kontaktpersonen, besitzen sollten.

▶ Impfungen bei Frauen mit Kinderwunsch

Eine Frau mit Kinderwunsch ist gut beraten, wenn sie an ihren eigenen Impfschutz denkt. Sie gibt nämlich damit gleichzeitig dem werdenden Kind eine "Leihimmunität" - den sog. Nestschutz vor vielen prä- und perinatalen Infektionen - bis in die ersten Lebensmonate mit auf den Weg. Deshalb sollte der Hausarzt (Frauenarzt) seine jungen Patientinnen dahingehend beraten, dass sie sich vor dem Beginn einer Schwangerschaft folgenden (Nachhol)Impfungen unterziehen.

Tab. 2.11 enthält das Impfprogramm, das eine Frau mit Kinderwunsch vor Antritt der Schwangerschaft erfüllt haben sollte.

Standard-impfungen	• dT (im Abstand von 10 Jahren) • MMR (1x bei einmal Geimpften; 2x im Abstand von mind. 4 Wochen bei Ungeimpften) • IPV (bei unvollständigem Impfschutz)
Indikations-impfungen	• Influenza (bei erhöhtem Infektionsdruck) • Varicella (bei Seronegativität)

Tab. 2.11: Impfschutz vor Beginn einer Schwangerschaft.

Um eine postnatale Gefährdung des neugeborenen Kindes zu vermeiden, ist für Eltern mit Kinderwunsch auch ein wirksamer Impfschutz gegen Pertussis zu empfehlen.

▶ Impfungen bei älteren Personen > 60 Jahre

Im höheren Lebensalter gibt es Infektionsgefährdungen, die teilweise auf dem Nachlassen der Immunfunktionen beruhen. Die praktischen Impfempfehlungen für dieses Alter beziehen auch die altersbedingten Gefährdungen wie Funktionsminderung von Herz-Kreislauf- und Atemorganen bzw. Verletzung als Hobbygärtner mit ein. Die Impfempfehlungen für ältere Personen > 60 Lebensjahre sind in Kap. 2.3. beschrieben.

▶ Impfungen bei Immunschwäche

Impfungen mit Totimpfstoffen sind erlaubt, Impfungen mit Lebendimpfstoffen sind potentiell gefährlich.

> Wegen des unterschiedlichen Vorgehens bei den verschiedenen Formen eines Immundefektes ist vor einer Impfung mit einem Lebendimpfstoff stets eine exakte Diagnose notwendig.

- Antikörpermangel-Syndrom (AMS); Agammaglobulinämie:
  Vorsicht mit Lebendimpfstoffen! Keine Antikörperbildung nach Totimpfstoffen. Fraglicher Aufbau einer T-Zell-Immunität.
- IgA-Mangel:
  Patienten können und sollten nach Impfplan mit Tot- und Lebendimpfstoffen geimpft werden. Vorsicht vor Nebenwirkungen (Fieber, Myalgien, Blutdruckabfall, Tachykardie bis zu Schockreaktionen) bei Immunglobulin-Substitution, wenn die Patienten einen absoluten IgA-Mangel (< 1 mg/dl) aufweisen.
- IgG-Subklassen-Mangel: Sämtliche Standardimpfungen sind ohne Bedenken durchzuführen. Beim IgG2-Subklassendefekt ist der Impfschutz gegen Hib, Pneumokokken und Meningokokken besonders wichtig. Nach allen Impfungen ist die Serokonversion mittels Antikörpertiter zu kontrollieren und ggf. nachzuimpfen.
- Schwerer kombinierter Immundefekt (T- + B-Zelldefekt):
  Vorsicht mit Lebendimpfstoffen! Tödliche Verläufe von BCG-Impfungen und Poliomyelitisfälle mit Lähmungen nach Polio-Schluckimpfung, auch bei Kontaktpersonen, sind beschrieben. Totimpfstoffe schaden nicht, erzeugen aber meist keine Immunität. Titerkontrolle!

> Familienangehörige und Pflegepersonen von Patienten mit einem Immundefekt sollten ebenfalls über einen kompletten Impfschutz verfügen. Auf diese Weise können sie ein "immunologisches Schutzschild" für den Patienten sein.

Dies gilt insbesondere auch für Masern, Mumps, Röteln und Varizellen, sofern nicht eine natürliche Immunität vorliegt.

▶ Immunsuppression

Jede immunsuppressive Therapie beeinträchtigt die Immunantwort, hebt sie aber nicht auf. Es ist schwierig, im Einzelfall die Grenze zur Immunsuppression festzustellen; deshalb gelten empirische Regeln. 3-12 Monate nach Absetzen einer immunsuppressiven Therapie kann mit einer normalen Impfreaktion und Antikörperantwort gerechnet werden. Ein Mindestabstand von 4 Wochen und eine Mindestzahl von 1.000 Lymphozyten/µl sind wenigstens zu empfehlen. Totimpfstoffe dürfen auch während einer immunsuppressiven Therapie verabfolgt werden; ihre Wirkung ist aber durch Titerkontrollen nachzuweisen. Impfungen mit Lebendimpfstoffen sollten möglichst bis zum Ende der Therapie oder bis zum Eintritt einer Remission verschoben werden. Patienten unter einer systemischen Kortikosteroidtherapie dürfen unter bestimmten Bedingungen (Kurzzeittherapie < 2 Wochen, niedrige Dosen < 2 mg/kg KM/Tag) Lebendimpfungen erhalten. Eine topische (dermale und inhalative) Kortikosteroidtherapie stellt keine Kontraindikation gegen Impfungen, auch mit Lebendimpfstoffen dar. Lediglich eine hoch dosierte systemische Prednisonbehandlung (> 2 mg/kg/d über > 2 Wochen) sollte mindestens 14 Tage abgesetzt sein, bevor ein Lebendimpfstoff verabfolgt wird.

Patienten mit einer **Leukämie** können und sollten während ihrer Remission gegen Varizella geimpft werden, wenn sie seronegativ sind, obwohl es sich um einen attenuierten Lebendimpfstoff handelt.

Patienten mit einem **Morbus Hodgkin** bedürfen vor allem eines Impfschutzes gegen Hib, Pneumokokken und Meningokokken, wie es auch für die Patienten nach einer Milzexstirpation oder mit einem Asplenie-Syndrom zutrifft. Am wirksamsten ist der Impfschutz, wenn der Impftermin mindestens 14 Tage vor einer (geplanten) Milzentfernung oder Bestrahlung bzw. Chemotherapie liegt.

Transplantatempfänger von Knochenmark sollten auf ihre Impfimmunität überprüft werden, da sie nicht immer die Immunität ihres Spenders ohne Verlust übernehmen. Eine Vakzinierung bzw. Revakzinierung wird für Totimpfstoffe (Toxoide, Pertussis, Hib, Pneumokokken) etwa 12 Monate nach Transplantation und für Lebendimpfstoffe (MMR, Varizella, niemals jedoch orale Polio-Vakzine!) etwa 24 Monate nach Transplantation empfohlen (Prager).

▶ HIV-Infektion

Patienten mit HIV-Infektion werden - vorausgesetzt sie verfügen über eine Mindestzahl der CD4-Zellen/µl Peripherblut (> 200 CD4-Zellen/µl bzw. > 25 % des Altersnormwertes) - entsprechend dem üblichen Impfplan, auch mit Lebendimpfstoffen geimpft (V Wahn). Zusätzlich sind Impfungen gegen Influenza (jährlich) und gegen Pneumokokken (Wiederholung nach 6 Jahren) angezeigt.

Bei symptomatischer HIV-Infektion (AIDS) und einer CD4-Zahl von < 25 % des Altersnormwertes im Blut ist von Lebendimpfstoffen abzuraten. Eine relative Ausnahme bildet die MMR-Impfung, die ab dem 12. Lebensmonat durchgeführt werden kann und stets - wie übrigens auch die Varizellen-Impfung - ein geringeres Risiko bedeutet als eine entsprechende Wildinfektion. Titerkontrollen sind zu empfehlen, um die (geringe) Immunantwort nachzuweisen.

▶ Impfungen bei chronischen Krankheiten

Patienten mit chronischen Erkrankungen sollten grundsätzlich nicht von einer Impfung zurückgestellt werden, weil sie in aller Regel durch die Infektionskrankheit wesentlich mehr gefährdet werden als durch die entsprechende Impfung. Die häufigsten Krankheitszustände werden unter dem Gesichtspunkt eines Impfschutzes im folgenden alphabetisch besprochen:

Allergie

Allergiker werden grundsätzlich geimpft. Lediglich die Allergie gegen Impfstoffbestandteile gelten als Kontraindikation gegen diese Impfung. Dies gilt beispielsweise für Patienten mit einer klinisch manifesten und einwandfrei diagnostizierten Hühnereiweißallergie. Sie dürfen nicht gegen Influenza und Gelbfieber geimpft werden, weil diese Impfstoffe Reste von Ovalbumin enthalten. Gewisse Vorsicht ist bei einer Quecksilber-Allergie (z.B. Timerfonat) mit Totimpfstoffen geboten. Bei einer Antibiotika(Gentamicin)-Allergie ist ebenfalls auf die Zusammensetzung des Impfstoffs zu achten. Echte allergische Reaktionen auf Impfstoffe sind äußerst selten.

Anfallsleiden (Epilepsie)

Kinder mit einem Anfallsleiden werden grundsätzlich geimpft. Die Impfungen sollten möglichst in einer Phase der erfolgreichen antikonvulsiven Therapie durchgeführt werden. An Fieberkrampfprophylaxe durch frühzeitige Gabe eines Antipyretikums denken!

Asplenie

Eine wichtige Milzfunktion ist die Abwehr von Infektionen mit Kapselbakterien. Deshalb ist das Fehlen der Milz mit dem Risiko einer Pneumokokken- oder Hib-Sepsis verbunden. Dementsprechend Pneumokokken-, Hib- und Meningokokken-Impfung vor geplanter oder wenige Tage nach ungeplanter Milzentfernung. Nach 5-6 Jahren Auffrischimpfung mit Titerkontrolle.

Asthma bronchiale

Asthma-Patienten werden grundsätzlich geimpft. Besonders wichtig ist der Impfschutz gegen Pertussis, Pneumokokken und gegen Influenza, letztere Impfung mit jährlicher Auffrischung.

Atopische Dermatitis (Neurodermitis)

Die Impfungen werden lt. Impfkalender altersgerecht durchgeführt. Kinder mit einer ausgeprägten atopischen Dermatitis sollten durch rechtzeitige Impfung (im 2. Lebensjahr) vor einer Varizelleninfektion geschützt werden. Bei Verdacht auf allergische Erkrankungen der Atemwege ist außerdem der Impfschutz gegen Pertussis und Influenza wichtig.

Diabetes mellitus

Diabetes-Patienten werden grundsätzlich geimpft. Bedeutsam ist bei diesen Patienten der Impfschutz gegen Hepatitis B, Influenza und Pneumokokken.

Dialyse-Patienten

Patienten mit einer Niereninsuffizienz sollten möglichst vor ihrer Dialysepflicht einen vollständigen Impfschutz, insbesondere gegen Hepatitis B aufweisen. Auch gegen Pneumokokken sollten sich Dialyse-Patienten impfen lassen. Die Influenza-Impfung, evtl. mit einer Wiederholung nach 4 Wochen, ist jährlich durchzuführen. Titerkontrollen zeigen meist eine geringe Serokonversion, die u.U. eine Erhöhung der Impfantigenkonzentration erfordern. Hierfür liegen handelsübliche Impfchargen (Hepatitis B-Impfstoff "D"; Influenza-Impfstoff "ADDIGRIP" oder "Fluad") vor.

Down-Syndrom

Diese Kinder zeichnen sich durch eine erhöhte Infektlabilität aus, so dass sie regelrecht nach Impfplan geimpft werden sollten. Außerdem sind einige Indikationsimpfungen zu empfehlen. Als besonders wichtig ist der Impfschutz gegen Hepatitis A und B, Influenza, Hib und Pneumokokken sowie Varizellen zu kennzeichnen.

Frühgeborene

Keine Einschränkung von Impfungen, keine Korrektur des Lebensmonats. Ein Frühgeborenes benötigt dringend den Impfschutz aller Standardimpfungen, insbesondere auch gegen Masern, Mumps und Röteln, weil es weniger mütterliche Leihantikörper besitzt. Sehr kleine Frühgeborene (Geburtsgewicht < 1500 g) erhalten ihre erste Impfdosis noch während ihres stationären Aufenthaltes unter Monitorbedingungen. Allerdings muss mit einer geringeren und verzögerten Immunantwort gerechnet werden, wie es in der Literatur am Beispiel der Hepatitis B-Impfung nachgewiesen wurde (Cremer).

Hämoglobinopathien (Thalassämie, Sichelzellanämie)

Standardimpfungen werden grundsätzlich durchgeführt. Besonders dringend ist der Impfschutz gegen invasive Bakterieninfektionen (Hib, Pneumokokken, Meningokokken) sowie für den Fall wiederholten Transfusionsbedarfs gegen Hepatitis A und B.

Hämophilie

Impfplan grundsätzlich durchführen. Besonders wichtig ist Impfschutz gegen Hepatitis A und B. Vorsicht vor intramuskulärer Injektion wegen Blutungsgefahr. Impfstoffe werden deshalb stets subkutan injiziert. Bei starker Blutungsneigung wird über die Möglichkeit einer intrakutanen Impfung gegen Hepatitis B mit einem Zehntel der üblichen Impfdosis berichtet (Kurugöl et al.).

Hauterkrankungen

Weder lokale noch generalisierte Hauterkrankungen stellen eine Kontraindikation zu Impfungen dar. Im Gegenteil: Bei schweren Dermatosen ist für einen ausreichenden Impfschutz zu sorgen, z.B.

sollten Kinder mit einer Neurodermitis eine Immunität gegen Varizellen besitzen.

Hepatitis, chronische

Bei chronischen Lebererkrankungen, einschließlich Leberzirrhose sind grundsätzlich alle Impfungen möglich. Patienten mit nichtinfektiösen chronischen Lebererkrankungen sollten gegen Hepatitis A und B geimpft werden. Titeruntersuchungen zur Kontrolle der Immunantwort sind hierbei zu empfehlen.

Herz- und Gefäßerkrankungen

Alle Kinder mit einem angeborenen oder erworbenen Herz- bzw. Gefäßleiden bedürfen eines soliden Impfschutzes nach Impfplan sowie gegen Influenza und Pneumokokken. Kinder mit einem zyanotischen Vitium sind vor einer evtl. Fieberreaktion frühzeitig mit ausreichender Flüssigkeitszufuhr und mit einem Antipyretikum zu versehen. Kinder mit einer entzündlichen Herzerkrankung werden erst nach Abklingen der akuten Krankheitsphase geimpft.

Hydrozephalus

Diese Kinder werden ohne Einschränkung und unabhängig von einer Liquordrainage mit allen Standardimpfungen geschützt, insbesondere gegen Pertussis und Masern, Mumps und Röteln.

Leukämie

Kinder mit Leukämie und anderen bösartigen Erkrankungen sind sorgfältig auf ihren Impfschutz zu überprüfen. Totimpfstoffe können 3 - 6 Monate nach Ende der Chemotherapie gegeben werden. Bei zufriedenstellender Antikörperantwort können Lebendimpfstoffe angeschlossen werden. Besonders wichtig ist die Varizellenimmunität, die bei Patienten und ihren Kontaktpersonen durch Impfung (in der Remission) erzeugt werden kann.

Meningitis/Enzephalitis

Bei der Frage nach der Impfung von Kindern nach überstandener ZNS-Infektion wird erfahrungsgemäß unterschieden, ob es sich um eine prognostisch günstige oder schwerwiegende Verlaufsform gehandelt hat.

Eine virusbedingte Meningitis bzw. Enzephalomeningitis ist eine selbstlimitierende Erkrankung, die nach Monaten abgeklungen ist und dann zumeist als ausgeheilt gilt. Eine Enzephalitis – ebenfalls durch Viren bedingt – kann durchaus schwerer verlaufen. Sie lässt bisweilen eine klinische Ausheilung vermissen. Bei einer bakteriell-eitrigen Meningitis handelt es sich fast immer um ein schweres, prognostisch ungünstiges Krankheitsbild.

Nach sicherer Ausheilung sollte der Arzt die Impffähigkeit feststellen. In jedem Fall ist eine sorgfältige Risikoabwägung und eine umfassende Aufklärung notwendig.

Morbus Hodgkin

Patienten mit einem Hodgkin-Lymphom werden altersgerecht geimpft; Titerkontrolle ist zu empfehlen. Außerdem sollten diese Patienten neben Hib auch gegen Pneumokokken und Meningokokken geimpft werden.

Mukoviszidose

Diese Patienten sind unbedingt vor allen impfpräventablen Erkrankungen zu schützen. Deshalb benötigen sie sämtliche allgemein empfohlenen Impfungen sowie die Influenza- (jährlich) und Pneumokokken-Impfung (alle 6 Jahre; bei Kindern unter 10 Jahren alle 3 Jahre).

Nephrotisches Syndrom

Diese Patienten werden grundsätzlich mit allen Impfungen des Impfkalenders versehen. Hierbei sind die Besonderheiten unter einer immunsuppressiven Therapie zu beachten. Titerkontrollen sind zu empfehlen. Ein Impfschutz gegen Hib, Hepatitis B und Varizellen ist besonders dringend.

Prä- bzw. postoperative Impfungen

Notoperationen werden unabhängig von Impfungen jederzeit vorgenommen. Bei geplanten Operationen ist eine zeitliche Zuordnung möglich, die empirisch bei Totimpfstoffen ein impffreies Intervall von 3 Tagen und bei Lebendimpfstoffen ein solches von 14 Tagen vor und nach der Narkose bzw. dem Eingriff empfiehlt.

Transplantation

Vor einer geplanten Organtransplantation sollte der Impfschutz vervollständigt werden. Eine Impfung unter immunsuppressiver Therapie unterliegt den beschriebenen Einschränkungen (s.o.). In aller Regel werden Impfungen erst wieder nach Auslaufen der immunsuppressiven Therapie vorgenommen. Für die Wirkung eines Impfstoffs als

Zerebralparese, infantile (ICP)

Alle Kinder mit hirnorganischen Erkrankungen bedürfen dringend eines kompletten Impfschutzes, insbesondere gegen Pertussis, Masern, Mumps und Röteln. Für Heimkinder sind außerdem die Impfungen gegen Hepatitis A und B sowie Influenza bedeutsam.

▶ Spezifische Schutzmaßnahmen gegen biologische Waffen

(nach Vera Zylka-Menhorn: Steckbrief von unsichtbaren "Tätern" - Pathogenese, Diagnose, Therapie und Prophylaxe der Erreger, die als "B-Waffen" infrage kommen. Deutsches Ärzteblatt 2001; 98: B 2314-B 2316)

Die potentiellen Gefahren einer biologischen Kriegführung wecken das allgemeine Interesse an spezifischen Schutzmaßnahmen gegen die hierbei benutzten Krankheitserreger oder ihre Toxine.

Welche Erreger müssen bei einer biologischen Kriegführung in Betracht gezogen werden?

Das Center for Disease Control and Prevention (CDC) in den USA hat die folgende Auflistung mit Unterteilung in drei Gefährdungskategorien veröffentlicht:

Kategorie A (leichte Herstellung oder leichte Übertragung von Mensch zu Mensch, hohe Letalität)
• *Bacillus anthracis* (Milzbrand)
• *Variola-Virus* (Pocken)
• *Yersinia pestis* (Pest)
• Botulinum-Toxin (Botulismus)
• Erreger von viralem hämorrhagischen Fieber (Ebola, Marburg, Lassa)
Kategorie B (relativ einfache Herstellung, mittelschwere Erkrankungen, geringe Letalität)
• *Coxiella burneti* (Q-Fieber)
• *Brucella* (Brucellose)
• *Burkholderia mallei*
• Alpha-Viren (VEE; EEE, WEE)
• Ricin-Toxin
• Epsilon-Toxin von Clostridium perfringens
• Staphylococcus Enterotoxin B
Kategorie C (Erreger verfügbar, leichte Herstellung, hohe Morbidität und Mortalität)
• Nipah-Virus
• Hanta-Virus
• durch Zecken übertragene hämorrhagische Viren
• durch Zecken übertragene Enzephalitis-Viren
• Gelbfieber-Virus
• multiresistente Tuberkulose-Bakterien

Tab. 2.12: Krankheitserreger bzw. ihre Toxine, die als biologische Waffen in Betracht gezogen werden müssen.

Welche spezifischen Schutzmaßnahmen gibt es?

Gegen einige dieser Erkrankungen werden bereits Impfstoffe weltweit produziert, z.B. gegen FSME, Gelbfieber, Tuberkulose. Gegen andere Erkrankungen und ihre Erreger oder Toxine werden Impfstoffe oder Antiseren nur in wenigen Ländern hergestellt und sind nur bedingt verfügbar (☞ Tab. 2.13). Bei einigen Erkrankungen fehlen bisher spezifische Verhütungsmöglichkeiten. Es wird allerdings intensiv an der Entwicklung neuer Impfstoffe auch gegen diese Erkrankungen gearbeitet.

Erkrankung	Impfstoff	Antiserum	Zulassung	Verfügbarkeit	Länder
Anthrax (Milzbrand) (*Bacillus anthracis*)	Totimpfstoff		im Herstellerland	zurzeit nicht	Kanada, England, USA
	Lebendimpfstoff		im Herstellerland	möglicherweise	Russland
		Antiserum vom Pferd (IgG horse Anthraxin)	im Herstellerland	möglicherweise	Russland
Botulismus (*Clostridium botulinum*)	Toxoid-Impfstoff (Typ A, B, E)		im Herstellerland		Russland
	Toxoid-Impfstoff (Typ A-G)		in klinischer Erprobung		England, USA
		Antiserum vom Pferd (Typ A, B, E)	im Herstellerland	in geringen Mengen	Deutschland, Russland, Schweiz, USA
Pest (*Yersinia pestis*)	Totimpfstoff		im Herstellerland		Kanada, USA
	Lebendimpfstoff		im Herstellerland		Russland
Pocken (Variola-Virus)	Lebendimpfstoff und Totimpfstoff		Weltweit keine Impfstoffproduktion mehr	Nur an zwei Orten befinden sich noch lebende Variola-Viren: 1. im CDC Atlanta/USA 2. im Virologie-Zentrum Koltsovo/Novosibirsk/Russland	

Tab. 2.13: Impfstoffe und Antiseren gegen potentielle "biologische Waffen".

Durchführung

3. Durchführung

> "Der Mensch tut, was er kann, was er aber auch versteht, kann er besser."
> (Hans-Jürgen Quadbeck-Seeger, zeitgen. Buchautor)

3.1. Wer impft?

Es gehört zu den vornehmsten Aufgaben eines jeden Arztes, für einen Impfschutz bei den von ihm betreuten Personen zu sorgen. Dabei hat er sich von folgendem Impfziel leiten zu lassen:

Jeder Mensch sollte so früh wie möglich über einen vollständigen Impfschutz verfügen. Außerdem sollte der Impfschutz sein ganzes Leben lang aufrecht erhalten werden. Das schließt regelmäßige Auffrischimpfungen ein.

Ärzte aller Fachgebiete sind für die praktische Umsetzung der Impfempfehlungen der obersten Gesundheitsbehörden ihres Bundeslandes verantwortlich. Hierbei haben sowohl die Ärzte des Öffentlichen Gesundheitsdienstes ÖGD als auch die niedergelassenen Ärzte verschiedenster Fachrichtungen ihren speziellen Verantwortungsbereich.

Grundsätzlich darf in Deutschland jeder approbierte Arzt impfen. Wie bei jeder diagnostischen und therapeutischen Entscheidung verfügt der Arzt auch bei Impfungen über die ihm zustehende Entscheidungsfreiheit. Die Therapiefreiheit ist ein Privileg des Arztes in einer konkreten Situation, z.B. Heilungsabsicht gegenüber seinem Patienten oder Indikation für eine Präventionsmaßnahme unter Berücksichtigung dessen, was Standard ist. Diese Therapiefreiheit gründet sich auf verschiedene Artikel (1, 2, 5) des Grundgesetzes sowie auf einige Rechtsvorschriften (Berufsordnung) und hat dementsprechend "Verfassungsrang" (Ehlers). Was bedeutet Standard? Auf die Impfprävention bezogen gelten die Empfehlungen der STIKO als Standard. Ein Arzt ist - nicht nur aus juristischen Gründen - gut beraten, sich nach den Empfehlungen der STIKO und im Einzelfall auch nach den jeweiligen Fachinformationen eines Impfstoffs zu richten, kann jedoch im Einzelfall auch davon abweichen, wenn er dies fundiert begründet. Eine solche Begründung sollte er tunlichst dokumentieren, denn er trägt für seine Entscheidung die Verantwortung und haftet dann selbst für den Schadensfall.

Allerdings dürfen nicht alle Ärzte die erbrachten Impfleistungen auch abrechnen. Zur Abrechnung ihrer Impfleistung ermächtigt sind Kinderärzte, Allgemeinmediziner, Internisten und Frauenärzte, letztere bisher nur für Röteln-Impfungen. Entsprechend einem Beschluss der Bundesärztekammer kann ein Arzt jedes anderen Fachgebietes nach Erwerb eines Impfzertifikats seine Impfleistungen ebenfalls abrechnen. Diese Regelung gilt in jedem Bundesland insbesondere für diejenigen Fachrichtungen, die in ihren Weiterbildungsrichtlinien Impfungen nicht gesondert ausgewiesen haben. In fast allen Bundesländern wurde nun begonnen, eine mindestens 10stündige Fortbildung durchzuführen und danach Impfzertifikate auszugeben.

Um die Impfraten auf ein hohes Niveau zu bringen und damit den Impfschutz der Bevölkerung zu sichern, sollte jeder Arzt-Patienten-Kontakt für die Ermittlung und Komplettierung des Impfstatus genutzt werden. Die meisten Impfungen im Kindesalter werden durch den Pädiater oder den betreuenden Hausarzt, zumeist Allgemeinmediziner vorgenommen.

Ärzte anderer Fachgebiete wie Internisten, Frauenärzte, Neurologen, aber auch Chirurgen, HNO-Ärzte, Hautärzte haben in ihrem Patientenstamm nicht selten chronisch Kranke, bei denen das Organleiden im Vordergrund steht und der Impfschutz nicht bedacht oder Impfungen bewusst zurückgestellt werden. Vielmehr sollten aber gerade Fachspezialisten bei ihren Patienten für einen verlässlichen Impfschutz Sorge tragen, zumal die meisten dieser Patienten durch Infektionen erheblich mehr gefährdet werden als durch eine Impfung.

> "Deutschland braucht höhere Impfraten sowie einen rechtzeitigen und kompletten Impfschutz der ganzen Bevölkerung" (Laubereau et al.).

3.2. Wie wird geimpft?

Die Impfleistung eines Arztes besteht aus folgenden Schritten:

- Aufklärungsgespräch mit Ermittlung der Impffähigkeit
- Ausschluss von Kontraindikationen
- Verabreichung des Impfstoffs
- Dokumentation
- Abrechnung

■ Aufklärungsgespräch

Die Impfaufklärung ist nicht nur für den Impfling bzw. die sorgeberechtigten Eltern, sondern auch für den Impfarzt von hoher juristischer Bedeutung (Schlund). Die Zulassung eines Impfstoffs entbindet nach § 25 Abs. 10 Arzneimittelgesetz den Arzt nicht von seiner zivil- und strafrechtlichen Verantwortung gegenüber dem Impfling. Er allein kann das Nutzen-Risiko-Verhältnis bei seinem Impfling beurteilen und diesen bzw. seine Eltern persönlich beraten. Für ein solches Gespräch sollte eine Atmosphäre der Ruhe und des Vertrauens herrschen. Jedes Gespräch zwischen Tür und Angel oder gar im Stehen ist abzulehnen. Welche Inhalte sollten bei der Impfaufklärung berücksichtigt werden?

- Information über die durch Impfung zu verhütende Krankheit und deren Komplikationen sowie deren unzureichende Behandlungsmöglichkeiten
- Nutzen der Impfung für das Individuum und für die Allgemeinheit
- Hinweis auf typische Nebenwirkungen mit klarer Abgrenzung möglicherweise auftretender Impfreaktionen von sehr unwahrscheinlichen bis hin zu völlig ausgeschlossenen bleibenden Impfschäden
- Art des Impfstoffs und Durchführung der Impfung
- Verhalten nach der Impfung, insbesondere bei gesundheitlichen Beeinträchtigungen
- Dauer des Impfschutzes und Hinweis auf evtl. notwendige Auffrischimpfungen

Für die Impfaufklärung haben sich handelsübliche Merkblätter (☞ Tab. 3.1) bewährt. Beispielsweise gibt das Deutsche Grüne Kreuz solche Merkblätter heraus, die bestellt werden können. Sehr wichtig ist es, dass der Arzt sein Aufklärungsgespräch dokumentiert und dabei vermerkt, dass "keine weiteren Fragen" mehr bestanden oder "keine weiteren Auskünfte" erbeten worden sind. Bei Minderjährigen ist die (mündliche) Einwilligung der Eltern bzw. Sorgeberechtigten einzuholen. Jugendliche dürfen bei erkennbarer Entscheidungsfähigkeit ab einem Alter von etwa 16 Jahren selbst einwilligen. Eine schriftliche Einverständniserklärung zur Impfung ist nicht erforderlich.

- Kurze, klare und verständliche Aussagen! (nötigenfalls in der Muttersprache des Impflings)
- Kurzbeschreibung der Krankheit, gegen die geimpft werden soll: Häufigkeit, Schwere, Komplikationen, (fehlende) Therapiemöglichkeit
- Kurzbeschreibung des Impfstoffs und seiner Wirkungen und Nebenwirkungen
- Vorgang des Impfens und Verhalten danach
- Hinweis auf Information des Impfarztes bei Besonderheiten
- Erinnerung an Fortsetzungsimpfungen
- Fragen ermöglichen!

Tab. 3.1: Allgemeine Anforderungen an ein gutes Impfaufklärungsmerkblatt.

■ Kontraindikationen

Es gibt nur wenige echte Kontraindikationen, die vorübergehend oder gar ständig gegen die Durchführung einer Impfung gelten. Sie sind in der folgenden Tabelle (☞ Tab. 3.2) aufgeführt.

Vorübergehende Kontraindikationen

- Akute fieberhafte Erkrankungen, die einer ärztlichen Behandlung bedürfen. Damit soll vermieden werden, dass ein zeitliches Zusammentreffen einer Impfreaktion mit einem Krankheitssymptom nicht fälschlicherweise als Folge der Impfung angeschuldigt wird.
- Eine erworbene oder durch immunsuppressive Therapie induzierte ausgeprägte Immunschwäche stellt eine Kontraindikation gegen Lebendimpfungen dar, um einer unkontrollierten Generalisierung der attenuierten Erreger vorzubeugen. Erst ab einer bestimmten CD4-Zellzahl im Peripherblut (> 200/µl) - Untersuchung in einem Speziallabor - kann mit einer angemessenen Immunantwort und einem entsprechendem Impfschutz gerechnet werden.

Bleibende Kontraindikationen

- Klinisch relevante Allergien gegen den Impfstoff oder seine Bestandteile. Damit sollen allergische, evtl. sogar anaphylaktische Reaktionen vermieden werden. Beispiel: Klinisch relevante Hühnereiweißallergie stellt Kontraindikation gegen Gelbfieberimpfung dar.
- Progredient verlaufende Erkrankungen des Zentralnervensystems. Auf jeden Fall muss vermieden werden, dass eine Impfung im zeitlichen Zusammenhang mit einem Krankheitsschub als dessen Trigger vermutet werden könnte. Andererseits brauchen viele Patienten - auch mit progredienten Nervenkrankheiten - einen Impfschutz vor zerebralen Infektionen.

Tab. 3.2: Kontraindikationen gegen Impfungen.

■ Falsche Kontraindikation

Die meisten Situationen, die weithin als Hinderungsgründe gegen Impfen gelten, sind falsche Kontraindikationen und wurden bereits vor vielen Jahren von der WHO als solche benannt.

Sie stellen nachweislich keinen Hinderungsgrund gegen eine Impfung dar (☞ Tab. 3.3).

- "Belastende Anamnese" wie atopische Erkrankungen in der Familie, Krampfanfälle in der Familie, Schwangerschaft oder Stillzeit der Mutter, Kontakt mit einer Infektionskrankheit, Zustand nach Frühgeburt, Zustand nach Neugeborenenikterus, Zustand nach Fieberkrampf.
- "Krankhafte Zustände" wie Chromosomenstörungen, Zerebralschaden mit und ohne Anfallsleiden, Untergewicht, atopische Erkrankungen (Heuschnupfen, Asthma bronchiale, atopische Dermatitis), zurückliegende oder anstehende Operation.
- Dauermedikation mit Antibiotika, Antikoagulantien (i.m.-Injektionen vermeiden!), Antikonvulsiva, inhalativen oder topischen Steroiden, Insulin.

Tab. 3.3: Falsche Kontraindikationen.

■ Verabreichung des Impfstoffs

Hautdesinfektion mit 70 %igem Alkohol oder einem hautverträglichen Desinfizens. Die Haut muss, insbesondere bei Applikation eines Lebendimpfstoffs, vor der Injektion trocken sein.

Injektionsstelle:

Musculus deltoideus (☞ Abb. 3.1) und bei mageren Säuglingen Musculus vastus lateralis (anatomisch genauer: Vastus lateralis-Anteil des Musculus quadriceps femoris), weil hier die Muskelmasse am größten ist (☞ Abb. 3.2). Intraglutäale Injektionen sind abzulehnen, da in dieser Körperregion das schwach durchblutete Fettgewebe die Resorption des Impfstoffs und damit seine Immunantwort herabmindert. Außerdem besteht dort das Risiko einer Schädigung des Nervus ischiadicus.

3.2. Wie wird geimpft?

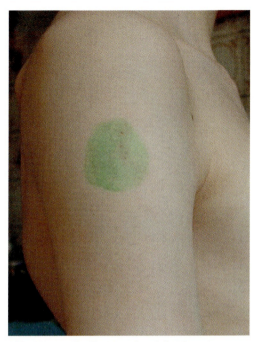

Abb. 3.1: Impfstelle Musculus deltoideus (pars media).

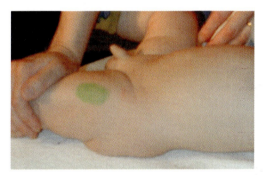

Abb. 3.2: Impfstelle Musculus vastus lateralis (Vastus lateralis-Anteil des Musculus quadriceps femoris).

Impftechnik:

Durch eine exakt eingehaltene, richtige Impftechnik werden unnötige Impfreaktionen, die womöglich als vermeintliche Impfkomplikationen dem Impfstoff angelastet werden, vermieden. Vor Öffnung ist die Impfstoff-Ampulle oder Fertigspritze gut zu schütteln und auf Handwärme anzuwärmen. Nach Aufziehen des Impfstoffs wird die Luft (fast) vollständig aus der Spritze entfernt und dann die Kanüle gewechselt. Die Restluft dient der Entleerung der Kanüle nach Injektion. Die neue trockene Kanüle vermeidet Impfstoffreste im intra-

oder subkutanen Gewebe; diese erzeugen lokale Reaktionen und evtl. Granulome, sog. Aluminiumzysten.

> Deshalb ist der Impfstoff auch stets mit einer trockenen Kanüle zu injizieren.

Die parenterale Applikation eines Impfstoffs wird in aller Regel intramuskulär vorgenommen, um eine gute Resorption zu erzielen (☞ Abb. 3.3a+b). Besonders Impfstoffe mit einem Aluminiumhydroxid oder Aluminiumphosphat als Adsorbens sind tief i.m. zu injizieren, damit es nicht zu einer Granulombildung - einer sog. Aluminiumzyste - kommt. Lebendvirusimpfstoffe - MMR - können sowohl i.m. als auch s.c. verabfolgt werden (☞ Abb. 3.4a+b). Als Kanülen haben sich scharf, aber nicht zu steil geschliffene Einmalnadeln bewährt, deren Stärke auf jeden Fall eine bestimmte Tiefe erreichen muss (am besten 17, 14 oder 12). Die Aspiration vor der Injektion sollte sanft-behutsam erfolgen, um einen eventuellen Ventilverschluss der Kanülenspitze an einer Gefäßwand und damit eine unbeabsichtigte intravasale Injektion zu vermeiden.

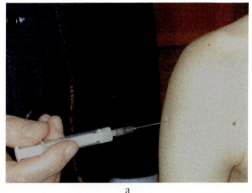

a

Abb. 3.3a: Injektionsrichtung bei intramuskulärer Applikation:
M. deltoideus.

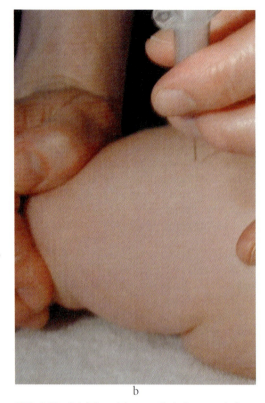

Abb. 3.3b: Injektionsrichtung bei intramuskulärer Applikation:
M. vastus lateralis.

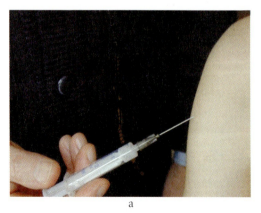

Abb. 3.4a: Injektionsrichtung bei subkutaner Applikation:
M. deltoideus.

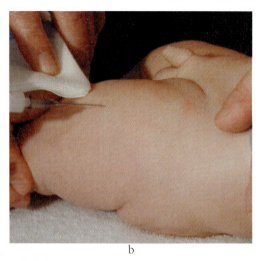

Abb. 3.4b: Injektionsrichtung bei subkutaner Applikation:
M. vastus lateralis.

Nach langsamer Injektion des Impfstoffs Kanüle entfernen und gut komprimieren (drücken, nicht reiben!), damit der Impfstoff nicht in den Stichkanal zurückfließen kann.

■ Dokumentation

Die Eintragung der Impfung in den Impfausweis des Impflings (oder Ausstellen einer Impfbescheinigung) und in die Patientenakte des Arztes sind wichtige Erfordernisse, die spätere Recherchen erleichtern. Die Dokumentation enthält nach § 22 IfSG folgende Angaben:

- Name des Impflings
- Datum der Impfung
- Handelsbezeichnung und Charge des Impfstoffs
- Name der Krankheit, gegen die geimpft wird
- Name und Anschrift des Impfarztes
- Unterschrift des Impfarztes
- in Patientenakte des Arztes: Hinweis auf Impfaufklärung.

■ Abrechnung

Die Abrechnung von Impfleistungen regeln bundesweite Vereinbarungen zwischen der Kassenärztlichen Bundesvereinigung (KBV) und den Krankenkassen. Der Föderalismus der Bundesrepublik Deutschland beschert bei der Vielzahl von 23 KVen auch 23 unterschiedliche Impfvereinbarungen mit verschiedenen Abrechnungsziffern und unterschiedlichen Honorierungen der Impfleistungen in den einzelnen Bundesländern.

Die Applikation von Kombinationsimpfstoffen wird in den meisten Bundesländern bisher nicht nach der Anzahl der Impfantigene berechnet, sondern gilt als eine Impfleistung. Hier sollte zur Förderung des Impfgedankens möglichst bald eine Korrektur erfolgen.

Abrechnungsnummern für eine Impfleistung, und zwar für den ersten und jeden weiteren Arzt-Patient-Kontakt, sind ebenfalls in den KV-Bereichen häufig unterschiedlich und je einzeln zu erfragen.

Bei Selbstzahlern und Auslandsreisenden werden Impfungen nicht als Kassenleistung, sondern nach der Amtlichen Gebührenordnung für Ärzte (GOÄ 96) abgerechnet. Grundlage bildet das SGB V § 23. Die Impfleistungen werden hier mit den Ziffern 375 (erste Impfung je Arzt-Patient-Kontakt), 377 (Zusatzinjektion bei Parallelimpfung) bzw. 378 (Simultanimpfung bei Tetanus, Tollwut oder Hepatitis B) abgerechnet.

Eine Beratung vor Auslandsreise kann ebenfalls nach GOÄ (IGEL-Leistung) abgerechnet werden.

■ Impfungen und Immunglobulinprophylaxe mit Schlüsselnummern der ICD-10

(nach Bernd Graubner: Aktuelle Diagnosen- und Prozedurenklassifikationen. Zentralblatt Gyn 2000; 111: 611-624)

In der von der Weltgesundheitsorganisation herausgegebenen "Internationalen statistischen Klassifikation der Krankheiten und verwandter Gesundheitsprobleme", 10. Revision (ICD-10), sind die Schlüsselnummern für Impfungen im Kapitel "XXI. Faktoren, die den Gesundheitszustand beeinflussen und zur Inanspruchnahme des Gesundheitswesens führen" angegeben, und zwar in der Gruppe "Z20-Z29 Personen mit potentiellen Gesundheitsrisiken hinsichtlich übertragbarer Krankheiten". Im einzelnen handelt es sich um die folgenden dreistelligen Kategorien, die alle vierstellig unterteilt sind:

Z23.-	Notwendigkeit der Impfung [Immunisierung] gegen einzelne bakterielle Krankheiten
Z24.-	Notwendigkeit der Impfung [Immunisierung] gegen bestimmte einzelne Viruskrankheiten
Z25.-	Notwendigkeit der Impfung [Immunisierung] gegen andere einzelne Viruskrankheiten
Z26.-	Notwendigkeit der Impfung [Immunisierung] gegen andere einzelne Infektionskrankheiten
Z27.-	Notwendigkeit der Impfung [Immunisierung] gegen Kombinationen von Infektionskrankheiten
Z28.-	Nicht durchgeführte Impfung [Immunisierung]
Z29.-	Notwendigkeit von anderen prophylaktischen Maßnahmen

Bei der Auswahl von Schlüsselnummern ist zu bechten, dass es für die ambulante und stationäre Gesundheitsversorgung in Deutschland gegenwärtig (2001/2002) unterschiedliche Ausgaben der ICD-10 gibt:

- ambulante vertragsärztliche Gesundheitsversorgung:
  ICD-10-SGBV, Version 1.3, Stand Juli 1999
- stationäre Gesundheitsversorgung:
  ICD-10-SGB-V, Version 2.0, Stand November 1999
- sonstige Einsatzbereiche:
  ICD-10, Version 1.3, Stand Juli 1999

Diese drei Ausgaben unterscheiden sich bei den Schlüsselnummern Z28.- und Z29.-:

- In der ICD-10-SGBV (= ambulante Gesundheitsversorgung) ist Z28.- gestrichen, darf also nicht verwendet werden. Dasselbe gilt für die vierstelligen Subkategorien von Z29.- (es ist bei der Verschlüsselung statt Z29.0 usw. die dreistellige Kategorie Z29.- anzugeben)
- In der ICD-10-SGB-V (= stationäre Gesundheitsversorgung) ist Z28.- nur als dreistellige Schlüsselnummer enthalten (es ist bei der Verschlüsselung statt Z28.0 usw. Z28.- anzugeben). Für Z29.0 usw. gibt es keine Einschränkung
- In der ICD-10 sind alle Schlüsselnummern ohne Einschränkung zugelassen

In Österreich und in der Schweiz gilt die vollständige ICD-10, Version 1.3, wobei die Schlüsselnummern Z23.- bis Z28.- in den österreichischen Krankenanstalten nicht zur Abrechnung benutzt werden dürfen.

Die ICD-10 der WHO listet nur einige der tatsächlich durchgeführten Impfungen auf. Wesentlich umfangreicher ist die Liste des "**ICD-10-Diagnosenthesaurus**", der die ICD-10-Ausgaben um zahlreiche im deutschen Sprachraum verwendete Krankheitsbegriffe und ärztliche Behandlungsgründe erweitert. Die nachfolgende alphabetische Auflistung basiert auf seiner Version 4.0, Stand Januar 2001 (☞ Tab. 3.4).

Z26.9	Einzelimpfung - verschlüssele einzelne Impfung
Z26.9	Fehlende oder fragliche Immunität - verschlüssele einzelne oder kombinierte Impfung
Z29.1	Immunglobulinprophylaxe - siehe Immunprophylaxe
Z26.9	Immunisierung [Immunisation] - siehe Impfung
Z29.1	Immunprophylaxe [passive Immunisierung] mit spezifischem Immunglobulin (gegen:)
Z29.1	- Botulismus
Z29.1	- Frühsommer-Meningoenzephalitis [FSME]
Z29.1	- Hepatitis A
Z29.1	- Hepatitis B
Z29.1	- Rhesusfaktor D [Anti-D-Prophylaxe]
Z29.1	- Tetanus
Z29.1	-Tollwut
Z29.1	- Varizellen/Zoster
Z29.1	- Zytomegalie
Z26.9	Impfberatung
T88.0	Impfkomplikation - Details und andere Schlüsselnummern siehe ICD-10-Ausgaben
Z26.9	Impfung (gegen:)
Z23.0	- Cholera
Z23.6	- Diphtherie
Z27.1	- Diphtherie, Pertussis, Tetanus [DPT] [DaPT]
Z27.8	- Diphtherie, Pertussis, Tetanus, Haemophilus influenzae Typ b [DPT-Hib][DaPT-Hib]
Z27.3	- Diphtherie, Pertussis, Tetanus, Poliomyelitis [DPT-IPV] [DaPT-IPV]
Z27.8	- Diphtherie, Pertussis, Tetanus, Poliomyelitis, Haemophilus influenzae Typ b [DPT-IPV-Hib] [DaPT-IPV-Hib]
Z27.8	- Diphtherie, Pertussis, Tetanus, Poliomyelitis, Haemophilus influenzae Typ b, Hepatitis B [DPT-IPV-Hib-HB] [DaPT-IPV-Hib-HB]
Z27.8	- Diphtherie, Tetanus [DT] [dT] [TD] [Td]
Z27.8	- Diphtherie, Tetanus, Haemophilus influenzae Typ b [DT-Hib] [TD-Hib] [dT-Hib]
Z27.8	- Diphtherie, Tetanus, Poliomyelitis [DT-IPV] [dT-IPV] [TD-IPV] [Td-IPV]
Z24.1	- Frühsommer-Meningoenzephalitis [FSME], zentraleuropäisch
Z24.3	- Gelbfieber
Z25.1	- Grippe [Influenza]
Z23.8	- Haemophilus influenzae Typ b
-	-- Kombinationsimpfung - siehe Impfung, Diphtherie etc.
Z24.6	- Hepatitis A [HA]
Z24.6	- Hepatitis A und B [HAB]
Z24.6	- Hepatitis B [HB]
Z27.8	- Hepatitis B und Haemophilus influenzae Typ b [HB-Hib]
Z24.4	- Masern
Z27.8	- Masern und Mumps [MM]
Z27.4	- Masern, Mumps und Röteln [MMR]
Z23.8	- Meningokokken-Infektion
Z25.0	- Mumps
-	-- Kombinationsimpfung - siehe Impfung, Masern etc.
Z23.7	- Pertussis [Keuchhusten] [aP]
-	-- Kombinationsimpfung - siehe Impfung, Diphtherie etc.
Z23.8	- Pneumokokken-Infektion
Z24.0	- Poliomyelitis [IPV ([trivalente] Inaktivierte Polio-Vakzine)]

-	-- Kombinationsimpfung - siehe Impfung, Diphtherie etc.
Z24.0	- Poliomyelitis [OPV ([trivalente] Orale Polio-Vakzine)]
Z24.5	- Röteln
-	-- Kombinationsimpfung - siehe Impfung, Masern etc.
Z23.5	- Tetanus
-	-- Kombinationsimpfung - siehe Impfung, Diphtherie etc.
Z24.2	- Tollwut
Z23.2	- Tuberkulose [BCG (Bacille Calmette-Guérin)]
Z23.1	- Typhus
Z25.8	- Varizellen [Windpocken]
Z24.6	- Virushepatitis - siehe Hepatitis
Z28.9	Impfung nicht durchgeführt (wegen/aus:)
Z28.1	- Glaubensgründen
Z28.2	- Grund des Patienten, sonstiger
Z28.2	- Grund, sonstiger
Z28.1	- Gruppendruck auf den Patienten
Z28.0	- Kontraindikation
Z27.9	Kombinationsimpfung - verschlüssele jeweilige kombinierte Impfung
Z27.9	Mehrfachimpfung (zwei-, drei-, vier-, fünf-, sechsfach) - verschlüssele jeweilige kombinierte Impfung
Z26.9	Reiseimpfung - verschlüssele jeweilige Impfung
Z26.9	Schutzimpfung - siehe Impfung
Z26.9	Simultanimpfung, postexpositionell - verschlüssele einzelne oder kombinierte Impfung
Z26.9	Vakzination - siehe Impfung

Tab. 3.4: Impfleistungen mit ICD-10-Schlüsselnummern.

3.3. Welche Fehler gilt es zu vermeiden?

Der ärztliche Alltag sollte optimal organisiert sein, um Missverständnisse oder Fehler möglichst zu vermeiden. Dazu gehört eine klare Aufgabenverteilung innerhalb der Arztpraxis oder der öffentlichen Gesundheitsdienststelle. Trotzdem ist es hinlänglich bekannt, dass sich in hektischen Situationen immer mal wieder Fehler einschleichen, auf die im Folgenden aufmerksam gemacht werden soll, um sie gar nicht erst auftreten zu lassen.

■ **Der gerade gebrauchte Impfstoff fehlt, wird verwechselt oder vom Impfling unvorschriftsmäßig transportiert**

Dagegen hilft eine eindeutige und übersichtliche Bestellung, Bevorratung und Aufbewahrung von Impfstoffen. Es empfiehlt sich, einen Mitarbeiter bzw. eine Mitarbeiterin der Praxis gründlich zu instruieren und für die Organisation aller Impfungen verantwortlich zu machen. Grundsätzlich ist bei der Impfstoffbestellung zu unterscheiden, ob die Impflinge Versicherte der gesetzlichen Krankenkassen, der Postbeamtenkrankenkasse A, Privatversicherte, Sozialhilfeempfänger oder Asylsuchende sind.

> Über den Sprechstundenbedarf bezogene Impfstoffe belasten das Arzneimittelbudget des Arztes nicht.

Großpackungen erleichtern die Organisation und sind außerdem rentabler. Oder es können Impfstoffe werden auf einem Privatrezept verordnet werden, das der Versicherte in einer Apotheke einlöst. Auf dem Rezept werden ausschließlich Feld 8 und ggf. Feld 9 markiert, Mischverordnungen sind zu unterlassen. Hierbei empfiehlt es sich, dass der Impfarzt mit einer Apotheke zusammenarbeitet und sich die verordneten Impfstoffe unter Wahrung der Kühlkette bringen lässt. Über Lagerung und Transport wird in Kap. 1.2 berichtet.

■ **Unklarheiten oder Missverständnisse bei der Aufklärung**

Diese treten in der Impfpraxis am häufigsten auf. Sie geben häufig Anlass zu juristischen Auseinandersetzungen, obwohl sie eigentlich hätten vermieden werden können. In dem bedeutsamen Urteil des Bundesgerichtshofs vom Februar 2000 werden noch einmal recht klare Aussagen über den Modus der Impfaufklärung gemacht (☞ Tab. 3.5).

> - Bei der Aufklärung muss über alle "spezifischen" Risiken - unabhängig von ihrer Häufigkeit - ohne Dramatisierung informiert werden.
> - Die Aufklärung durch Merkblätter ist empfehlenswert, setzt aber die Gelegenheit zum Gespräch voraus.
> - Die Zustimmung kann mündlich erfolgen.
> - Aufklärung und Impfung können in einem Arbeitsgang ohne gesonderten Termin erfolgen.
> - Der Arzt kann darauf vertrauen, dass auch der nicht anwesende Elternteil zustimmt.
> - Bei einer zweiten Impfung mit dem gleichen Impfstoff ist keine weitere detaillierte Aufklärung erforderlich.

Tab. 3.5: Wichtige allgemeingültige Aussagen über Impfungen in einem Urteil des Bundesgerichtshofes (BGH-Urteil vom 15.02.2000, VI ZR 48/99, NJW 2000; 1784-1788).

Bei ausländischen Patienten kann es Verständigungsschwierigkeiten geben. Hier haben sich kurze Merkblätter in den jeweiligen Sprachen bewährt.

■ Fehler bei der Applikation

Durch exakte Impftechnik lassen sich unangemessene Reaktionen vermeiden. Eine scharfe Kanüle vermindert den Einstichschmerz. Eine trockene Kanüle verhindert, dass Impfstoffreste im Stichkanal zurückbleiben und Entzündungsreize setzen. Bei Impfstoffen mit aluminiumhaltigen Adsorbenzien könnten sonst sog. Aluminiumzysten - sterile Granulome - in der Subkutis entstehen und über Jahre bestehen bleiben. Steriles Arbeiten sollte selbstverständlich sein, um Abszedierungen zu verhüten. Handschuhe für den Impfarzt - wie sie in den USA zum Schutz des Arztes empfohlen werden - sind in Deutschland nicht üblich. Der Einstich ist bei einer intramuskulären Injektion unbedingt senkrecht zur Hautoberfläche vorzunehmen, um in die nötige tiefgelegene Muskelschicht vorzudringen. Andererseits vermindert man dadurch die Gefahr, etwa ein Gefäß anzustechen. Die Aspiration vor der Injektion ist behutsam vorzunehmen. Im Anschluss an die Injektion sollte starkes Reiben zur vermeintlichen Verteilung des Impfstoffdepots vermieden werden, um nicht etwa dabei eine intravasale Impression zu provozieren.

Der kräftige Druck mit einem trockenen Tupfer auf die Injektionsstelle führt am ehesten zur Vermeidung einer evtl. Nachblutung.

■ Lückenhafte Dokumentation

Nicht nur aus juristischen Gründen ist eine exakte Dokumentation unbedingt erforderlich. Das gilt einmal für das Aufklärungsgespräch. Eine Notiz in der Patientenakte "Gespräch geführt, keine weiteren Fragen" sollte nie vergessen werden. Das gilt zum anderen für die Eintragung in den Impfausweis, wo Datum, Impfcharge und leserlicher Namenszug des Impfarztes auf keinen Fall fehlen sollten.

■ Nachlässige Nachsorge

Jeder Impfarzt sollte auch nach erfolgter Impfung für den Impfling erreichbar sein. Wenigstens sollte er den Impfling dahingehend informieren, an welchen Arzt er sich im Falle einer unerwarteten Reaktion wenden kann. Schließlich gilt es, bei irgendwelchen Krankheitszeichen, die den Impfling beunruhigen, keine Zeit zu verlieren, eine Diagnostik und Therapie zu veranlassen und schnellstmöglich zu klären, ob ein Zusammenhang mit der Impfung vorliegen könnte. Nicht zuletzt geht es auch um die unverzügliche Meldung, wenn es sich um den Verdacht auf eine Impfkomplikation handelt.

3.4. Was entgegnet man Impfskeptikern?

In Deutschland gibt es nur wenige konsequente und fanatische Impfgegner. Menschen, die den Impfungen skeptisch gegenüberstehen, sind häufiger anzutreffen. Dies ist durchaus positiv zu betrachten. Jedermann ist aufgerufen, sich vor wichtigen Entscheidungen, die den eigenen Körper oder die eigenen Kinder betreffen, gründlich zu informieren. Hierbei ist es wichtig, dass alle Fragen sachkundig und verständlich beantwortet werden. Ein solides Vertrauensverhältnis zwischen Arzt und mündigem Patient beruht auf Ehrlichkeit und Sachlichkeit. Impfskeptiker können durch ehrliche Beantwortung ihrer berechtigten Fragen zu überzeugten Impfbefürwortern werden.

■ "Impfen hilft nicht"

Es gibt eine Fülle von Beispielen, um den Nutzen von Impfungen zu beweisen. Das jüngste Beispiel ist die Hib-Impfung. Seit 1990 wird in Deutschland gegen einen der schlimmsten Krankheitserreger der kindlichen Hirnhautentzündung, den *Haemophilus influenzae* Typ b, geimpft. Die Impfung wurde von den Eltern rückhaltlos begrüßt und angenommen. Selten hat eine Impfung eine solche Akzeptanz in Deutschland gefunden. Und der Erfolg blieb nicht aus:

Vor Einführung der Hib-Konjugat-Impfung gab es jährlich etwa 1600 Fälle invasiver Hib-Infektionen - meist schwer bis tödlich verlaufende Meningitis und Epiglottitis. Seitdem geimpft wird, konnte diese Zahl auf weniger als 50 Fälle pro Jahr reduziert werden - also eine Reduktion um etwa 97 %, wobei nur ungeimpfte, unzureichend oder zu spät geimpfte Kinder erkrankten (v. Kriess, Schmitt et al.).

Vergleichbare Erfolge könnte man auch von anderen Impfungen berichten. Die völlige Ausrottung der Pocken bis zum Jahr 1977 wäre hier zu erwähnen. Seit nunmehr 20 Jahren brauchen wir nirgendwo auf der Erde mehr gegen Pocken zu impfen, da es den Erreger und die Erkrankung nicht mehr gibt! Und die Poliomyelitis wird bei konsequenter Fortsetzung weltweiter Impfungen in wenigen Jahren ebenfalls von der Erde verschwunden sein.

■ "Impfen ist nicht nötig"

Der Rückgang vieler Infektionskrankheiten - nicht zuletzt durch systematisches Impfen - wiegt viele Menschen in falscher Sicherheit. Sie denken, die Krankheiten wie Diphtherie, Masern oder Keuchhusten spielen keine Rolle mehr. Manche meinen auch, Mumps schadet nur Knaben und Röteln ist über die Schwangere nur für das werdende Kind gefährlich. Dagegen ist folgendes festzustellen:

Man sollte sich nicht täuschen lassen. Tatsächlich sind einige Infektionskrankheiten scheinbar verschwunden. Sie können aber jederzeit wiederkommen; entweder durch Einschleppung aus dem Ausland wie bei Diphtherie und Poliomyelitis oder aber durch Nachlässigkeit beim Impfen wie bei Masern und Keuchhusten. Mumps und Röteln können nur dadurch beseitigt werden, dass alle Kinder - Jungen und Mädchen - regulär dagegen geimpft werden. Bei Erregern, die nur beim Menschen, nicht aber im Tierreich zirkulieren, besteht die Chance, diese auszurotten. Dies und auch schon eine Unterbrechung der Zirkulation ist nur möglich, wenn alle Beteiligten eines Kollektivs geimpft werden und nicht nur diejenigen, die im Krankheitsfall gefährdet wären.

■ "Impfstoffe sind nicht sicher"

In der Tat gab und gibt es Impfstoffe, die relativ häufig Nebenwirkungen aufweisen. Der Pockenimpfstoff (abgeschwächte lebende Viren) gehörte dazu. Bei einem von etwa 8000 Impflingen (Herrlich) kam es seinerzeit zu einer schweren Impfkomplikation am Zentralen Nervensystem (postvakzinale Enzephalitis pvE). Auch die Impfung gegen Tuberkulose - die BCG-Impfung - kann bisweilen zu unangenehmen Reaktionen wie starken Lymphknotenbeteiligungen oder Erregerausbreitung im Körper führen. Und schließlich waren durch die Schluckimpfung gegen Poliomyelitis in Deutschland jährlich 1-2 Komplikationen mit Lähmungsfolge zu beklagen. Diese Erfahrungen mögen dazu beitragen, dass sich Menschen vor Impfstoffen fürchten. Diese Furcht ist aber aus heutiger Sicht unbegründet. Pockenvakzine wird überhaupt nicht mehr verimpft. BCG wird in Deutschland von der STIKO nicht mehr empfohlen, und die orale Polio-Impfung ist durch die inaktivierte Poliovakzine abgelöst worden, die keine derartigen Dauerschäden verursacht. In diesem Zusammenhang muss

- auf die langwierigen Prozesse über den vermeintlichen Zusammenhang zwischen Mumpsimpfung und Typ I-Diabetes mellitus
- auf die in Frankreich befürchteten Zusammenhänge zwischen Hepatitis B-Impfung und multipler Sklerose (MS) und
- auf die aus den USA berichteten Zusammenhänge zwischen Rotavirus-Impfungen und Invaginationen eingegangen werden

Nach übereinstimmender Expertenmeinung kann man heute sagen, dass ein ursächlicher Zusammenhang zwischen Mumpsimpfung und Erstmanifestation eines Typ I-Diabetes nicht besteht (Institute for Vaccine Safety). Internationale epidemiologische Studien haben ergeben, dass die Erstmanifestation einer MS unter dem Einfluss von Hepatitis-B-Impfungen nicht zugenommen hat (Ascherio 2001, Halsey et al., Vaccimus 2001 zitiert nach Keller-Stanislawski). Die Rotavirus-Impfung wurde 1999 einstweilig zurückgezogen, weil es in 1 auf 1000 Impflingen zu einer operationsbedürftigen Invagination im Vergleich zu einer Häufigkeit in der Normalbevölkerung von 1 auf 2000 Säuglingen gekommen war. Man wartet jetzt auf die klinische Prüfung eines verbesserten Impfstoffs. Die Notwendigkeit einer Impfung ist unbestritten, denn Rotaviren sind weltweit die häufigste Ursache für schwere Durchfallerkrankungen bei Kindern in den ersten zwei Lebensjahren. Diese Durchfallerkrankungen verlaufen besonders in tropischen und subtropischen Regionen nicht selten tödlich.

■ "Impflinge sind zu jung"

Im ersten Lebensjahr sollten sich Kinder "ungestört" entwickeln und nicht durch "künstliche Eingriffe in das Immunsystem" irritiert werden. Erst wenn sie zu krabbeln beginnen, beginnt eine Infektionsgefahr; dann sollten sie frühestens gegen Tetanus geimpft werden. Dieser einseitigen Ansicht muss entgegen gehalten werden, dass andere Infektionen wie Keuchhusten und Hib-Meningitis besonders in den ersten Lebenswochen und -monaten ein Kind bedrohen. Tödliche Verläufe dieser Erkrankungen betreffen fast ausschließlich junge Säuglinge. Hinzu kommt noch die Hepatitis B, die von einer infektiösen Mutter unter der Geburt auf das Neugeborene übertragen werden kann und dann fast immer (in etwa 90 % der Fälle) einen lebenslangen Leberschaden – bisweilen mit Tod an Leberzirrhose oder Leberzellkrebs – verursacht. Impfungen im ersten Jahr liegen also durchaus im lebenswichtigen Interesse des Kindes. Sein Immunsystem erleidet dadurch nachweislich keinen Schaden.

■ "Natürliche Masern gehören zur normalen Entwicklung eines Kindes"

Keine schwere Erkrankung gehört zur natürlichen Entwicklung! Das beweisen die Abermillionen Menschen, die natürlicherweise das Glück gehabt haben, nie eine schwere Erkrankung zu erleiden - oder sind sie etwa als entwicklungsgestört anzusehen? Bei etlichen dieser glücklichen Menschen liefen aber durchaus Infektionen ab - nur ohne Symptome. Und genau das, nämlich eine stille Feiung, versuchen wir mit Impfungen zu erreichen.

Das hier von Impfgegnern vorgetragene Argument lässt sich auf eine in Deutschland noch weit verbreitete Ansicht aus dem Mittelalter zurückführen. Paracelsus, der die Humorallehre der Antike vertrat, vermittelte seinen Schülern den Lehrsatz "Was nach außen schlägt, reinigt". Die exanthematischen Krankheiten - vor allem Masern - wurden nicht als schlimme Krankheit, sondern als Reinigungsprozess von giftigen und unreinen Stoffen betrachtet, die ein Kind seit seinem vorgeburtlichen Leben noch in sich trägt. Erst nach dem reinigenden "Ausschlag" - wenn es sich "gemasert" hat - kann sich ein Kind richtig entwickeln und eine eigene Persönlichkeit ausbilden. Es ist wirklich erstaunlich, wie sich Jahrhunderte alte Vorstellungen im Bewusstsein vieler Menschen festsetzen und das Verhalten - nicht immer zum Besten der Kinder - bestimmen (Nanan et al.).

■ "Krankheit hinterlässt besseren Schutz"

Es ist richtig, dass eine natürliche Infektion in aller Regel eine bessere Immunität hinterlässt. Ausnahmen von dieser Regel sind lediglich Diphtherie-, Tetanus- und Hib-Infektion, nach denen praktisch überhaupt keine Immunität entsteht. Beim Vergleich zwischen Erkrankung und Impfung geht es jedoch nicht nur um die Frage der Ausbildung einer mehr oder weniger langdauernden Immunität. Es kommt vielmehr darauf an, überhaupt einen Schutz vor der Infektion oder vor einem schweren Krankheitsverlauf zu erzielen. Gerade, wenn jemand eine Krankheit durchgemacht hat, war er eben nicht vor ihr geschützt! Und deshalb benötigt man bisweilen mehrere Impfdosen – wie bei allen Kinderimpfungen gegen Diphtherie, Tetanus, Pertussis, Hib, Polio, Hepatitis B, um einen wirkungsvollen Schutz zu erreichen. Sogar Lebendimpfstoffe, die eine langwirkende Immunität erzeugen, werden zweimal verabfolgt. Wollte man auf diesen "Kompromiss" mehrmaliger Impfungen verzichten und dafür eine einmalige natürliche Infektion in Kauf nehmen, würde man sich für das Kind viel zu hohe Risiken einhandeln: Lähmung durch Poliomyelitis, geistige Behinderung durch Hib-Meningitis oder Masernenzephalitis, Leberschaden durch Hepatitis B, Schwerhörigkeit durch Mumps. Dies wäre ethisch nicht zu verantworten.

■ "Impfen schwächt das Immunsystem"

Einige Virusinfektionen üben einen direkten oder indirekten Einfluss auf das Immunsystem aus. Dies hängt offenbar mit der Affinität der Erreger zu verschiedenen Immunzellen zusammen. Am bekanntesten ist die zerstörerische Wirkung des HIV auf CD4-Zellen. EBV befallen reversibel B-Zellen, eine Wirkung, die bei manchen Patienten schwere Komplikationen hervorrufen können. Die passagere Immunschwäche nach Masern und Windpocken ist seit Jahrzehnten bekannt. Sie bildet die pathophysiologische Grundlage für (bakterielle) Sekundärinfektionen. Doch die Impfviren sind ihrer Virulenz beraubt, so dass sie nicht mehr in der Lage sind, einen mit den Wildviren vergleichbaren immunsupprimierenden Effekt auszulösen. Influenzaviren dagegen "rasieren" das Schleimhautepithel der Atemwege, so dass bakteriellen Sekundärinfektionen allein über die fehlende Schleimhautbarriere Tür und Tor geöffnet ist. Der Influenza-Impfstoff aber ist als Spaltimpfstoff gar nicht in der Lage, die Immunbarriere Schleimhaut zu beeinträchtigen.

■ "Impfen überfordert das Immunsystem"

Eine häufige Frage von Impfskeptikern ist die nach der Überforderung des kindlichen Immunsystems, insbesondere bei Anwendung von Impfstoffkombinationen, die z.B. aus 6 oder mehr Antigenen bestehen. Zur Beantwortung ist es zweckmäßig, sich die Arbeitsweise des Immunsystems vor Augen zu führen. Die natürlicherweise zur Verfügung stehenden T-Zellrezeptoren, die für die Erkennung eines Mikrobenantigens zuständig sind, haben beim Menschen bereits im Kindesalter eine von Immunologen berechnete Größenordnung von 10^{18} (1.000.000.000.000.000.000!) (Baenkler). Demnach würden 10 Impfantigene lediglich einen winzigen Bruchteil der verfügbaren Rezeptoren in Anspruch nehmen. Von einer Überforderung kann also keine Rede sein. Dem Immunsystem kann durchaus quantitativ und qualitativ mehr Kapazität zugetraut werden (Cohn et al.).

■ "Impfstoffbestandteile können schaden"

In den letzten Jahren sind Quecksilber-haltige Konservierungsmittel von Impfstoffen in die Kritik geraten. In der Annahme, dass Quecksilber auch in niedrigen Konzentrationen der vorgeburtlichen und postnatalen Hirnentwicklung schaden könne, wurde von maßgeblichen US-amerikanischen Behörden (Food and Drug Administration FDA, PublicHealth Service PHS, Environmental Protection Agency EPA, Academy of Pediatrics AAP) die maximal erlaubte Methyl-Hg-Belastung auf 1,0 µg/kg KG/Woche und die tolerable Hg-Belastungsgrenze für Säuglinge in den ersten Lebensmonaten auf 200 µg festgelegt. Während die Weltgesundheitsorganisation dieses Problem als nicht gravierend einschätzt - immerhin sind seit 60 Jahren millionenfach Impfstoffe mit Hg-haltigen Konservierungsmitteln (Merthiolat, Thiomersal, Timerfonat) erfolgreich zum Einsatz gekommen und allenfalls selten einmal Typ IV-Allergien gegenüber diesen Hg-Konservierungsmitteln aufgetreten, die kein Hemmnis für weitere Impfungen waren - empfiehlt die Europäische Zulassungsbehörde (EMEA), Quecksilber als Konservierungsmittel aus allen Impfstoffen zu entfernen. Als Alternative kann 2-Phenoxyethanol als Konservierungsmittel eingesetzt oder aber ein konservierungsmittelfreier Impfstoff mittels einer aufwendigen "Isolator-Technologie" hergestellt werden. Inzwischen sind fast alle zugelassenen Kinderimpfstoffe in Deutschland Hg-frei.

Ganz aktuell sind die proteinhaltigen Hilfsstoffe für Kulturmedien und damit auch in Spuren als Impfstoffbestandteile in die Diskussion geraten, zumal die BSE (bovine spongiforme Enzephalopathie)-Seuche unter Europäischen Rindern nach wie vor aktuell ist. Sowohl fetales Kälberserum als auch Rinderprodukte wie Laktose, hydrolysiertes Kasein oder Gelatine sind für die Impfstoffproduktion in einer frühen Phase (Anzucht der Mikroben) bisher unverzichtbar. Sämtliche Tiermaterialien werden jedoch aus USA, Neuseeland, Australien und somit aus sicher BSE-freien Ländern importiert. Dies ist für die Zulassung des Impfstoffs schriftlich festgelegt und wird regelmäßig überprüft.

■ "Impfen verursacht Allergie-Neigung"

Einzelne Impfstoffbestandteile wie Hühnereiweiß oder Antibiotika können selten einmal allergische Reaktionen auslösen. Jedoch führt Impfen schlechthin nicht zu einer Häufung von Allergien. Vielmehr gibt es neuere Daten (Krämer et al.), die ein gegenteiliges Ergebnis zeigen. In dem unfreiwilligen "Deutschland-Experiment" wurden Kinder aus Ost- und Westdeutschland kurz nach der Wiedervereinigung auf Häufigkeit von Atemwegsinfekten und Allergien untersucht. Dabei stellte sich heraus, dass ostdeutsche Kinder zwar häufiger respiratorische Infekte aufwiesen und zu 98 % geimpft waren, dafür aber signifikant weniger unter Allergien litten als westdeutsche Kinder. Mit Abnahme der Impfrate hat in den letzten Jahren die Allergieneigung ostdeutscher Kinder zugenommen. Zumindest statistisch spricht dies eindeutig dagegen, dass Impfen zu Allergien führe.

"Impfen verursacht Autismus"

Vor wenigen Jahren verunsicherte eine Publikation die Impfwelt, die eine mögliche Ursache für Autismus im Kombinationsimpfstoff gegen Masern, Mumps und Röteln sah (Taylor et al.). Umfangreiche klinische Studien in England haben inzwischen das Ergebnis erbracht, dass ein ursächlicher Zusammenhang zwischen der MMR-Impfung mit Autismus nicht besteht.

Häufige Fragen

4. Häufige Fragen

> "Die Wissenschaft fängt eigentlich erst da an interessant zu werden, wo sie aufhört."
> *Justus von Liebig (1803 – 1873)*

In der Impfpraxis ergeben sich immer wieder Fragen von allgemeinem Interesse, von denen hier einige ausgewählt und besprochen werden. Ein Anspruch auf Vollständigkeit wird nicht erhoben.

■ Frage 1:

Das Angebot zugelassener Impfstoffe in Deutschland ist groß. Welchen Impfstoff soll ein Arzt benutzen? Darf er eine Grundimmunisierung mit verschiedenen Impfstoffen vornehmen und die Impfstoffe bei einem Impfling wechseln?

Antwort:

Die in Deutschland zugelassenen Impfstoffe dürfen hinsichtlich Verträglichkeit und Wirksamkeit als gleichwertig betrachtet werden. Ein Arzt, der die ständigen Patienten seiner Sprechstunde impft, wird für eine Immunisierungsserie bei einem Impfstoff bleiben. Begegnet er einem neuen Impfling, von dem er die bisher verabfolgten Impfstoffe nicht kennt, kann er eine Immunisierungsserie mit einem zugelassenen Impfstoff seiner Wahl fortsetzen. Das gilt sinngemäß auch für einen Impfling, der bisher mit mono- oder oligovalenten Impfstoffen geimpft worden ist: Bei ihm kann die Fortsetzungsimpfung je nach Bedarf mit einem polyvalenten (tri-, tetra-, penta- oder hexavalenten) Impfstoff erfolgen. Dabei sollte der Impfarzt möglichst nicht von dem von der STIKO empfohlenen Impfschema abweichen.

Kommentar:

Unsicherheiten in dieser Frage werden nicht selten durch Fachinformationen (Beipackzettel) der Impfstoffhersteller hervorgerufen. Dort findet man nämlich Anwendungsempfehlungen, die sich vom Design der vorangegangenen klinischen Prüfung ableiten. Dies schließt ein variantes, jedoch sinngemäßes und der immunologischen Lehrmeinung entsprechendes Vorgehen in der Praxis nicht aus.

■ Frage 2:

Welches Intervall soll a) zwischen verschiedenen Impfungen, b) zwischen Impfungen und einer Operation (Narkose) oder c) zwischen Impfungen und einer laufenden Hyposensibilisierung eingehalten werden?

Antwort:

a) Totimpfstoffe können - falls keine Kontraindikationen vorliegen - jederzeit verabfolgt werden. Bei einer Grundimmunisierung gelten 4 Wochen als empfehlenswerter Mindestabstand der jeweiligen Teilimpfungen, wobei eine Verlängerung des Zeitintervalls die immunogene Wirksamkeit der Impfung eher steigert. Lebendimpfstoffe können entweder synchron verabfolgt werden oder es ist ein Intervall von mindestens 4 Wochen einzuhalten, um eine immunabschwächende Interferenz der Impfviren zu verhindern.

b) Impfung aus vitaler Indikation (Tetanus, Tollwut) und Notoperation können jederzeit gekoppelt werden. Bei Wahleingriffen und planbaren Impfungen gelten folgende Erfahrungswerte. Abstand von Operation (Narkose) bei Totimpfstoffen 3 Tage, bei Lebendimpfstoffen 14 Tage. Grund: Ausschluss einer unklaren postoperativen Situation mit möglichem Fieberanstieg infolge Impfung.

c) Eine Impfung mit Totimpfstoff und eine Hyposensibilisierung sind prinzipiell als aktive Immunisierungen zu verstehen, letztere mit sehr geringen, ansteigenden Antigendosen. Ein zeitlicher Abstand ist demnach nicht erforderlich. Vorsichtshalber sollte man die Allergenkonzentration der Hyposensibilisierung nach einer Impfung für 14 Tage nicht steigern, sondern konstant halten.

Kommentar:

Sämtliche Antworten sind empirische Aussagen, da es Studien zu diesen Fragen nicht gibt.

■ Frage 3:

a) Wie soll eine Toxoid-Auffrischimpfung vorgenommen werden, wenn die Grundimmunisierung lange Zeit zurückliegt? b) Wie sollen teilimmune Personen gegen Pertussis geimpft werden?

Antwort:

a) Unter der Voraussetzung, dass eine vollständige Grundimmunisierung gegen Diphtherie und Tetanus erfolgt ist (mindestens 2 Impfdosen im Abstand von jeweils 4-6 Wochen und eine 3. bzw. 4. Impfdosis etwa 6-12 Monate nach der 2. oder 3. Impfung), reicht eine einmalige Toxoidgabe (Tetanustoxoid mit 10 IE/Dosis, Diphtherietoxoid mit 5 IE/Dosis) aus (Schwanig), um eine rechtzeitige Reaktivierung des einmal geprägten Immungedächtnisses auch nach Jahrzehnten zu erzeugen (Nicolay et al.).

b) Keuchhusten ist in Deutschland immer noch weit verbreitet. Hierfür sind verschiedene Faktoren verantwortlich. 1991 wurde die Impfung in Deutschland empfohlen, nachdem sie in den Alten Bundesländern 1975 ausgesetzt worden war. Viele der heute 10-20jährigen sind deshalb ohne Impfschutz. Andererseits ist die Wirksamkeit der Impfung auf einen Zeitraum von 10-15 Jahren begrenzt. Ferner verleiht eine durchgemachte Infektion keinen lebenslangen Schutz. Außerdem sorgen erwachsene Patienten, besonders junge Eltern, die mit über 30 % an der Morbidität beteiligt sind, für eine ungeschützte Verbreitung der Erreger (Heininger, Liese).

Demnach verfügen nicht wenige Impflinge in Deutschland über eine unvollständige Grundimmunisierung oder überhaupt keine Vorimpfung gegen Pertussis. Nach der Fachinformation des derzeit einzigen Impfstoffs für Nachholimpfungen gegen Pertussis - Pac Mérieux - besteht eine vollständige Grundimmunisierung bis zum 14. Lebensjahr aus 4 und zwischen 14 und 18 Lebensjahren aus 2 Injektionen.

Ein Impfarzt kann sich in begründeten Fällen einmal von der Fachinformation lösen und entsprechend seiner Therapiefreiheit eine andere Entscheidung treffen. So gibt es Untersuchungen an amerikanischen Studenten und deutschen Bundeswehrsoldaten, die für eine intensive Erregerzirkulation unter der Bevölkerung sprechen. Hieraus leiten Experten die Meinung ab, dass unabhängig vom Impfstatus bei Jugendlichen und jungen Erwachsenen eine boosterfähige Immunität gegen *Bordetella pertussis* vorhanden ist und deshalb wahrscheinlich auch in dieser Altersgruppe eine einmalige Impfdosis ausreichen dürfte (Schwanig). Studien über diese Frage liegen allerdings nicht vor. Da es für Pertussis keinen Nestschutz gibt, wäre jungen Eltern mit Kinderwunsch anzuraten, sich gegen Pertussis impfen zu lassen, um das Neugeborene vor einer Infektion mit deren Folgen - Apnoe; plötzlicher Kindestod - zu bewahren.

Kommentar:

Zu a) Eine entsprechende STIKO-Empfehlung findet man im Bundesgesundheitsblatt Heft 2, 1994. Die immunologisch begründete Lehrmeinung, dass es "keine Maximalabstände für Impfungen gibt und dass jede Impfung zählt" wurde bereits 1979 von der Weltgesundheitsorganisation publiziert (Wkly Epidemiol Rec 50; 388-389, 1979).

Zu b) Die STIKO hat sich zu dieser Frage zwar positioniert, trotzdem besteht ziemliche Unsicherheit unter den Impfärzten, weil die abrupte Altersgrenze mit 14 Lebensjahren in der Fachinformation des Pertussis-Impfstoffs weder biologisch noch immunologisch zu erklären, sondern auf der Grundlage des Prüfdesigns der klinischen Studie formuliert worden ist.

■ **Frage 4:**

Darf ein Impfarzt einen Impfstoff aus dem Ausland verwenden, der in Deutschland nicht zugelassen ist?

Antwort:

Das deutsche Arzneimittelgesetz regelt im § 73 Abs. 2 den Einsatz von ausländischen Impfstoffen in der Bundesrepublik Deutschland. Es besteht die Möglichkeit, Fertigarzneimittel zu importieren, wenn sie im Herkunftsland zugelassen sind und über Apotheken bestellt werden. Bei der Impfung mit ausländischen Impfstoffen handelt es sich allerdings nicht um eine öffentlich empfohlene Impfung. Somit übernimmt im Schadensfall das Bundesland nicht die Versorgung des Geimpften. Der Impfarzt haftet demnach für den Schadensfall. Von dieser Haftung kann er sich dadurch befreien, dass er im Aufklärungsgespräch aktenkundig darauf hinweist, dass es sich um einen in Deutschland nicht zugelassenen Impfstoff handelt. Gibt es für eine öffentlich empfohlene Impfung in Deutschland keinen für den Impfling verträglichen Impfstoff, ist in fast allen Bundesländern - mit Ausnahme von Baden-Württemberg und Niedersachsen - eine Genehmigung von der obersten Landesgesundheitsbehörde einzuholen. Beispiel: MMR-

Impfstoff Berna aus der Schweiz, dessen Impfviren auf humanen Diploidzellen gezüchtet werden.

Kommentar:

Die landläufige Meinung, dass die in Deutschland zugelassenen MMR-Impfstoffe - auf Hühnerfibroblasten gezüchtet - für Patienten mit einer Hühnereiweißallergie nicht verträglich seien und für diese Patienten deshalb der Schweizer Impfstoff Berna importiert werden müsse, hat sich als Irrtum erwiesen.

■ Frage 5:

Wann wird eine postexpositionelle Impfung oder Simultanimpfung zum Einsatz gebracht?

Antwort:

Grundsätzlich hat eine Impfung nach einer frischen Infektion (postexpositionell) eines empfänglichen Individuums immer dann Aussicht auf eine klinisch effektive Schutzwirkung, wenn der Impfstoff rechtzeitig verabfolgt wird und der Impfschutz vor Ablauf der Inkubationszeit einsetzt.

Sie wird zum Schutz eines einzelnen Empfänglichen als Inkubationsimpfung und zum Schutz einer Gruppe empfänglicher Personen als Riegelungsimpfung bezeichnet.

Für besondere Gefahrensituationen empfiehlt sich die Kombination der Impfung mit einer Immunglobulingabe (aktiv-passive Immunisierung = Simultanimpfung).

Beispiele für die Praxis sind in der folgenden Übersicht (☞ Tab. 4.1) zusammengestellt.

Kommentar:

In Deutschland wird relativ selten von der postexpositionellen spezifischen Prophylaxe, insbesondere von der postexpositionellen Impfung Gebrauch gemacht. Am ehesten kommt es bei gefährdeten Patienten (Tumorpatienten unter immunsuppressiver Therapie) zum Einsatz von Ig-Präparaten. Diese wirken allerdings nur wenige Wochen und sind überdies im Unterschied zum Impfstoff kostenaufwändig.

■ Frage 6:

Wann ist eine Antikörperbestimmung sinnvoll?

Antwort:

Antikörper sind das Ergebnis einer humoralen Immunantwort und zeigen die immunologische Aus-

	Indikation	Aktive Immunisierung	Passive Immunisierung	Wirkung
Hepatitis A	Empfängliche Personen so früh wie möglich bis 7 Tage nach Exposition	1. Impfdosis, 2. Impfdosis nach 6 Monaten	Alternativ Human-Standard-Ig 0,05-0,1 ml/kg KG i.m.	1. Impfdosis schützt nach 2 Wo für 1 Jahr; 2. Impfdosis schützt für > 10 Jahre; Ig schützt sofort für 3 Monate; Simultanimpfung bei hohem Infektionsrisiko und bei vorgeschädigter Leber
Hepatitis B	Empfängliche Personen so früh wie möglich bis 7 Tage nach Exposition, und zwar • Neugeborene einer HBs-Ag-positiven Mutter (200 IE Anti-HB-Ig i.m.) • Nadelstichverletzung mit bekannter Infektionsquelle • Geschlechtsverkehr mit einer akut mit HBV infizierten Person	Impfung = 3 Impfdosen; verschiedene Schemata: 0, 1, 6 Mon. 0, 1-6, 12 Mon. 0, 1-2, 12 Mon.	Anti-HB-Ig 10-20 IE/kg KG i.m. oder 5-10 IE/kg KG i.v.	Impfung = Schutz vor Infektion in > 70 % Simultanimpfung = Schutz vor Infektion in > 95 %

Masern	Empfängliche Personen so früh wie möglich bis 3 Tage nach Exposition (Nicht: Säuglinge bis 9. Lm wegen mütterlicher Leihantikörper)	Impfung = 1x MMR	Alternativ bes. bei Immunsupprimierten Human-Standard-Ig 0,25 ml/kg KG i.m. oder 1 ml/kg KG i.v.	1 Impfdosis schützt in > 90 % nach 2 Wochen vor Infektion für Jahrzehnte; Ig = sofortiger Schutz für 3 Monate
Mumps	Empfängliche Personen so früh wie möglich bis 5 Tage nach Exposition	Impfung = 1x MMR		1 Impfdosis schützt in > 90 % nach 2 Wochen vor Infektion für Jahrzehnte (Ig schützt nicht!); keine Simultanimpfung
Pertussis	Teilimmune (angeimpfte) empfängliche Personen bis 7 Tage nach Exposition	Impfung = > 2 Impfdosen		Impfdosen schützen in > 80 % vor schwerem Verlauf eines Keuchhustens (Ig schützt nicht!); keine Simultanimpfung
Röteln	Empfängliche Personen so früh wie möglich bis 5 Tage nach Exposition	Impfung = 1x MMR (nicht bei Schwangeren!)	Bei Schwangeren Anti-Röteln-Ig > 0,3 ml/kg KG i.m.	1 Impfdosis schützt in > 90 % nach 2 Wochen vor Infektion für Jahrzehnte; Ig schützt sofort für 3 Monate; keine Simultanimpfung
Tetanus	Empfängliche Personen unmittelbar nach Exposition	STIKO-Empfehlung, stets mit Di-Toxoid (TD oder Td) kombinieren!	STIKO-Empfehlung	1 Impfdosis schützt nach 2 Wochen für Monate; spez. Ig schützt sofort für 3 Monate
Tollwut	Empfängliche Personen unmittelbar nach Exposition	STIKO-Empfehlung	STIKO-Empfehlung	Impfung = Schutz nach 2 Wochen für Jahre; Ig = sofortiger Schutz für 3 Monate
Varizellen	Empfängliche Personen so früh wie möglich bis 3 Tage nach Exposition	1 Impfdosis bei Kindern <13. Lj 2 Impfdosen bei Personen > 13. Lj	Alternativ bei Immunsupprimierten VZV-Ig 0,2-0,4 ml/kg KG i.m. oder 1-2 ml/kg KG i.v.	Impfung schützt nach 2 Wochen vor Infektion für Jahre bis Jahrzehnte; Ig schützt sofort für 3 Monate; keine Simultanimpfung

Tab. 4.1: Postexpositionelle Impfungen bzw. Simultanimpfungen.

einandersetzung mit einem Krankheitserreger oder dessen Bestandteilen im Serum eines Menschen an. Sie geben nur bedingt die Schutzwirkung einer Impfung wieder, die bekanntlich vorwiegend auf einer T-Zellimmunität beruht. Deshalb ist es in der Impfpraxis besser und auch kostengünstiger, auf eine Antikörpertestung zu verzichten und dafür zu impfen. Antikörperkontrollen sind bestimmten Situationen vorbehalten, wie dies in Tab. 4.2 gezeigt wird.

- Eine Vortestung auf Hepatitis A-Antikörper ist bei Personen, die vor 1950 geboren wurden und bei Personen, die in der Anamnese eine mögliche Hepatitis A aufweisen, sinnvoll, da sie vermutlich bereits einen Impfschutz besitzen und keine Impfung benötigen.
- Die Mutterschaftsrichtlinie schreibt Antikörperbestimmungen im Blut der Schwangeren auf Röteln (Frühschwangerschaft) und auf Hepatitis B (Spätschwangerschaft) vor.
- Erwachsenenimpfung gegen Hepatitis B werden auf ihren Impferfolg durch Antikörpertestungen 4-8 Wochen nach der 3. Impfdosis überprüft. Das sind
  - Mitarbeiter in medizinischen Berufen
  - Patienten mit häufigem Blutkontakt (Dialyse, Hämophilie etc.)
  - Patienten mit chronischen Lebererkrankungen, die HBs-Antigen-negativ sind
- Kinder werden in zwei Impfsituationen auf Antikörper getestet:
  - Neugeborene/Säuglinge nach Abschluss ihrer Grundimmunisierung gegen Hepatitis B
  - Eingeschränkte Immunfunktion, z.B. immunsuppressive Therapie

Antikörperkonzentrationen > 100 IE/ml gelten als schützend für mindestens 10 Jahre, Antikörperkonzentrationen < 100 IE/ml erfordern eine weitere Impfdosis und werden erneut kontrolliert.

Tab. 4.2: Antikörperuntersuchungen im Zusammenhang mit Impfungen.

Trifft ein Impfstoff ohne Kontrolluntersuchung auf vorhandene Antikörper, kann er - besonders bei Lebendvirusimpfstoffen - zu einer Neutralisierung der Impfviren und damit zu einer Abschwächung der immunogenen Wirkung führen. Dies schadet der Gesundheit des Geimpften jedoch in keiner Weise. Im Serum des Impflings vorhandene Antikörper beeinträchtigen die Verträglichkeit des Impfstoffs in aller Regel nicht. Die einzige Ausnahme ist die Tetanushyperimmunisierung, die infolge hoher Antitoxinkonzentrationen im Serum des Geimpften überstarke Lokalreaktionen verursachen kann.

Kommentar:

Antikörperbestimmungen spielen zwar in der Impfpraxis eine untergeordnete Rolle, sind jedoch in Tab. 4.3 mit ihren als schützend geltenden Grenztitern zusammengestellt.

Antikörper	schützende Serumkonzentration
Diphtherie-Antitoxin	beginnend > 0,01 IE/ml sicher > 0,1 IE/ml
Tetanus-Antitoxin	beginnend > 0,01 IE/ml sicher > 0,1 IE/ml
Hib-Antikörper	> 0,015 µg/ml ("kurzzeitiger" Schutz) > 0,1 µg/ml ("langzeitiger" Schutz)
Hepatitis A-Antikörper	> 20 IE/l
HBs-Antikörper	kurzdauernd > 10 IE/l langdauernd > 100 IE/l
Röteln-Antikörper	beginnend > 1:8 HAH sicher > 1:32 HAH
Tollwut-Antikörper	> 0,5 IE/ml

Tab. 4.3: Die als schützend geltenden Antikörpertiter.

■ Frage 7:

Immunglobulin-Prophylaxe?

Antwort:

Bei der passiven Immunisierung (Immunglobulingabe) werden dem Organismus körperfremde Antikörper zugeführt. Sie entfalten sofort nach Applikation ihre Wirkung, verbleiben aber nur kurze Zeit im Empfängerorganismus und verlieren rasch ihre Wirkung - humane IgG mit einer Halbwertszeit von ca. 21 Tagen, tierische IgG mit einer HWZ von ca. 10 Tagen.

Ziele ihrer Anwendung sind

- Neutralisierung bakterieller oder tierischer Toxine (Tetanus, Diphtherie, Botulismus, Schlangengift, Skorpiongift),
- Schutz vor einer akuten Infektion bzw. Abmilderung ihres klinischen Verlaufs (Hepatitis A, Hepatitis B, Masern, Tollwut, Varizellen, Zytomegalie), Schutz vor einer Rhesus-Sensibilisierung (Anti-D)

Es gibt i.m. und i.v. applizierbare Ig-Präparate, deren Unterschiede in Tab. 4.4 zusammengestellt sind.

Kriterium	Intramuskuläre Applikation des IgG	Intravenöse Applikation des IgG
Konzentration	160 mg/ml	50 mg/ml
Intravenöser Wirkspiegel	nach 2-3 Tagen	sofort
Verlust	etwa 30 % durch Proteolyse im Muskel	kein
Nebenwirkungen	bei versehentlicher intravasaler Injektion stark	gering
applizierbare Menge	begrenzt (5-6 g)	unbegrenzt
Kosten	kostengünstig	teuer

Tab. 4.4: Unterschiede zwischen i.m. oder i.v. applizierbaren Immunglobulinpräparaten (nach Kreth).

Folgende Präparate sind in Deutschland zugelassen (☞ Tab. 4.5).

Kommentar:

In allen Fällen, wo eine aktive Immunisierung (Impfung) zur Verfügung steht, sollte eine Pro-

Handelsname	Antikörper gegen	Dosierung/Applikation
Beriglobin	Hepatitis A-Viren	0,02 ml/kg KG i.m.
Berirab	Tollwut-Viren	20 IE/kg KG i.m.
Cytoglobin	Cytomegalie-Viren	1-3 ml/kg KG i.v. (wiederholt)
FSME-BULIN	FSME nicht bei Kindern	vor Exposition 0,5 ml/kg KG i.m. nach Exposition 0,2 ml/kgKG i.m.
Gammagard	Cytomegalie-Viren	1-3 ml/kgKG i.v.
Hepatect	Hepatitis B-Viren	6-10 IE (0,12-0,2 mg)/kg KG i.v.
Hepatitis-Ig	HBs-Antigen	0,06 ml/kg KG i.m.
PARTOBULIN	Rhesusfaktor D	330 µg = 1650 IE i.m.
Rhesogam	Rhesusfaktor D	300 µg in der 28.-30. SSW i.m. 300 µg 2-72 Std. nach Geburt i.m.
Tetagam	Tetanustoxin	250 IE i.m. (maximal 500 IE)
TETANOBULIN	Tetanustoxin	250 IE i.m. (maximal 500 IE) zur Therapie 5000-10.000 IE i.m.
Varicellon	Varicella-Zoster-Viren	0,2 ml/kg KG i.m.
Varitect	Varicella-Zoster-Viren	1 ml/kg KG i.v.
Immunsera tierischen Ursprungs		
Botulismus-Antitoxin		500 ml i.v.

Tab. 4.5: In Deutschland zugelassene Immunglobulinpräparate.

phylaxe mit einer Simultanimpfung (aktiv-passive Immunisierung) erfolgen, weil sie zur sofortigen auch noch eine langdauernde Wirkung entfaltet (vgl. Frage 5).

■ Frage 8:

Wie soll man sich bei Impfversagern verhalten?

Antwort:

Impfversager sind geimpfte Personen, die keine (Non-responder) oder eine sehr schwache (Low-responder) Immunantwort geben. Sie sind mit etwa 3 % aller Impflinge recht selten, stellen aber den Impfarzt vor die Frage, wie der Erfolg der Impfung einzuschätzen ist.

Die Beobachtung, dass einige Impflinge einen Antikörpernachweis nach der Impfung vermissen lassen, bedeutet nicht zwangsläufig, dass sie auch keine T-zellabhängige Immunität entwickeln, auf deren Basis sich die Schutzwirkung entfaltet. Um jedoch diesen Personen die Gelegenheit zu einer serologisch nachweisbaren Immunität zu geben, wird folgendes Vorgehen praktiziert:

Bei Masernimpfung: Grundsätzlich wird jeder Mensch zweimal geimpft, und zwar kombiniert mit Mumps und Röteln als MMR.

Bei Hepatitis B-Impfung: Weiter impfen mit einem Intervall von je 3 Monaten; evtl. Impfdosis erhöhen. 50-70 % der ursprünglichen Impfversager sprechen schließlich doch auf bis zu 3 zusätzlich verabfolgte Impfdosen an (Jilg et al., Clemens et al.).

Kommentar:

Man vermutet, dass die fehlende oder mangelhafte humorale Immunantwort genetisch bedingt - und dabei spezifisch nur gegen ein bestimmtes Antigen gerichtet - ist. Low- bzw. Non-responder gegen Hepatitis B sind überzufällig HLA B 8 SCO 1, DR 3 homozygot (Alper et al., Dennhöfer). Daneben spielen sicherlich auch andere variable Faktoren wie ungünstige Impfstelle, z.B. M. glutaeus, Nikotinabusus, unwirksamer Impfstoff etc. ursächlich eine Rolle.

■ Frage 9:

Wie soll sich der Impfarzt bei Fehlen der Impfdokumente verhalten?

Antwort:

Wenn der Impfling über keine Impfdokumente verfügt und auch beim Hausarzt keinerlei Information über vorangegangene Impfungen zu erhalten sind, gilt diese Person als "ungeimpft". Das bedeutet, es muss mit jeder Impfung "von vorn", also mit der Grundimmunisierung begonnen werden.

Kommentar:

Eine solche Frage tritt in der Praxis besonders häufig bei Asylsuchenden und deutschstämmigen Aussiedlern auf. Selten verfügen sie über Impfdokumente, obwohl sie möglicherweise - insbesondere wenn sie aus osteuropäischen Ländern kommen - als Kinder regulär geimpft worden sind. Um potentiellen Infektionsgefährdungen für Kinder und Erwachsene sowie auch bei den oft in Gruppen untergebrachten Heimbewohnern entgegen zu wirken, empfiehlt die STIKO bei Asylsuchenden folgendes Vorgehen:

- Kinder erhalten Impfungen gegen Diphtherie, Tetanus, Pertussis, Polio, Hepatitis B, Hib (bis 5. Lebensjahr), MMR
- Erwachsene erhalten Impfungen gegen Diphtherie (d!), Tetanus, Polio, Hepatitis B (letztere nur bei Seronegativität)

Empfehlenswert erscheint außerdem eine Tuberkulose-Diagnostik (Tuberkulintest, Röntgen-Thorax), wenn Asylsuchende aus Endemiegebieten einreisen.

Aussiedler aus der ehemaligen Sowjetunion verfügen - wenn sie bis 1989 geboren sind - in aller Regel über eine Grundimmunisierung gegen Tetanus, Diphtherie, Pertussis, Polio und Masern. Sinngemäß gilt jedoch für sie die in der Antwort beschriebene Empfehlung, wenn sie ihre Impfungen nicht mit einem Dokument nachweisen können.

■ Frage 10:

Wie soll sich ein Impfarzt verhalten, wenn die Eltern eine Impfung ihres Kindes ablehnen?

Antwort:

Der Arzt sollte sich in Form eines Protokolls das Aufklärungsgespräch unterschriftlich von beiden Eltern bestätigen lassen. Ein solches Schriftstück hat allerdings eher einen Wert für den Arzt, weil er sich damit gegen einen eventuellen Vorwurf, die Impfung unterlassen zu haben, zur Wehr setzen kann. Ein anderer Aspekt, für den jeder Impfarzt

Verständnis aufbringt, wird sich juristisch nicht durchsetzen lassen, nämlich die Eltern des Kindes für das Auftreten einer schweren impfpräventablen Erkrankung haftbar zu machen oder gar zu bestrafen.

Kommentar:

Hier muss im deutschen Rechtssystem die Konkurrenz zweier Rechte - Elternrecht und Kinderrecht - angesprochen werden. Das Recht der Eltern gegenüber ihrem Kind manifestiert sich bekanntlich in ihrer Pflicht, für die Entwicklung und Gesundheit ihres Kindes Sorge zu tragen. Dies lässt sie ggf. aus Überzeugung *gegen* eine Impfung votieren. Das Kinderrecht (UN-Konvention über die Rechte des Kindes wurde im Deutschen Bundestag 1993 ratifiziert) formuliert u.a. das Recht eines jeden Kindes auf gesunde Entwicklung, also auch auf Impfschutz vor Infektionen, allerdings ohne haft- oder strafrechtliche Konsequenz.

■ **Frage 11:**

Warum wird in Deutschland nicht gegen Tuberkulose geimpft?

Antwort:

Die Tuberkulose gehört zu den am meisten verbreiteten Infektionskrankheiten - fast 2 Milliarden Menschen auf der Erde gelten als infiziert. Sie breitet sich immer mehr aus, wobei die multiresistenten Erreger (*Mycobacterium tuberculosis*) eine effiziente Behandlung erschweren. Deutschland gehört zu den Ländern mit einer niedrigen Inzidenz (< 12/100.000) und mit einer niedrigen Quote an Neuerkrankungen im Kindesalter. Beispielsweise wurden 1999 im Jahresbericht 9974 Neuerkrankungen und davon 425 Kinder unter 15 Jahren gemeldet. Multiresistente Erreger sind hierzulande bisher ebenfalls selten (ca. 2 %).

Zur Bekämpfung der Tuberkulose sind folgende Maßnahmen entscheidend:

- Früherfassung eines jeden Verdachtsfalls (Sofortdiagnostik bei klinischen Symptomen und Soforttherapie eines jeden Infizierten - nicht nur Kranken! - nötigenfalls stationär)
- Umgebungsuntersuchung mit Sofortbehandlung aller weiteren Infizierten und Kranken
- Die BCG-Impfung hat bei der Tuberkulose-Bekämpfung eine nachgeordnete Bedeutung aus folgenden Gründen:

- Der BCG-Impfstoff besteht aus lebenden abgeschwächten Mycobacterien, die Neugeborene mit einem schweren kombinierten Immundefekt gefährden. Außerdem ist er schwer zu standardisieren.
- Der BCG-Impfstoff schützt nicht vor einer Infektion.
- Er wirkt jedoch gegen eine postprimäre Generalisation, das sind Tuberkuloseverläufe, wie sie im frühen Kindesalter bevorzugt vorkommen, in Deutschland allerdings selten beobachtet werden: Miliar-Tuberkulose, Meningitis tuberculosa.
- Die Schutzrate wird mit ca. 80 % angegeben. Im internationalen Maßstab gehört die BCG-Impfung zum erweiterten Impfprogramm der Weltgesundheitsorganisation (Expanded Programme on Immunization EPI).
- Die BCG-Impfung erschwert eine Tuberkulintestung, weil die Geimpften für 5-10 Jahre tuberkulinpositiv – allerdings schwächer als Infizierte - reagieren.

Kommentar:

Ein großer Teil der gemeldeten BCG-Impfkomplikationen ist vermutlich auf eine nicht streng intrakutane Injektionstechnik zurückzuführen. Es wird intensiv an der Entwicklung eines besseren - verträglichen und effektiven - Impfstoffs gegen Tuberkulose gearbeitet.

■ **Frage 12:**

Wann ist mit der Einführung des Meningokokken-Konjugat-Impfstoffs zu rechnen? Ist er in anderen Ländern bereits zugelassen?

Antwort:

Im ersten Halbjahr 2000 erkrankten in Großbritannien 23 Personen an einer Meningokokken-Meningitis. 17 von ihnen haben ihre Infektion aus Saudi-Arabien mitgebracht, wo sie als Mekka-Pilger weilten; bei den anderen Personen handelt es sich um Kontaktpersonen im familiären Umfeld (Ramsay et al.). Vier Erkrankte verstarben. Gehäufte Meningokokken-Meningitiden sind bei Rückkehrern aus Saudi-Arabien auch aus den Jahren 1990-1995 hinreichend bekannt (Jones et al.). Deshalb haben die Gesundheitsbehörden in Saudi-Arabien 1998 Impfvorschriften für Einreisende erlassen und für die Zeit des mohammedanischen

Kalenders ab Anfang Februar 2002 erneut aktualisiert (WHO-WER): Besucher aus aller Welt müssen eine Bescheinigung über eine Impfung gegen Meningokokken vorlegen, die nicht länger als 3 Jahre zurückliegt und die mindestens 10 Tage vor der Ankunft in Saudi-Arabien mit einem Vierfachimpfstoff mit den Serogruppen A, C, W 135 und Y durchgeführt sein muss.

In Großbritannien wird seit 1999 ein Meningokokken-Konjugat-Impfstoff eingesetzt (Richmon et al.). Er schützt gegen Gruppe C der Meningokokken und wurde bei etwa 15 Millionen Kindern und Jugendlichen, insbesondere in den gefährdetsten Altersgruppen (unter 5 und zwischen 15 und 19 Jahren) eingesetzt. Säuglinge unter 4 Monaten erhalten 3 Impfdosen, Säuglinge im Alter zwischen 4 und 12 Monaten 2 Impfdosen und Ältere über ein Jahr eine einzige Impfdosis. Am 31. 08. 2000 erfolgte auch in Deutschland und den anderen EU-Ländern die Zulassung eines Konjugat-Impfstoffs (Meningitec).

Frage 13:
Welche Veränderungen bringt das neue Infektionsschutzgesetz für das Impfen?

Antwort:
"Die Verantwortung der Träger und Leiter von Gemeinschaftseinrichtungen, Lebensmittelbetrieben, Gesundheitseinrichtungen sowie des Einzelnen bei der Prävention übertragbarer Krankheiten soll verdeutlicht und gefördert werden" (§ 1 Abs. 1). Die Ärzte und der öffentliche Gesundheitsdienst sind aufgerufen, die Öffentlichkeit über die aktuellen und notwendigen Maßnahmen des Infektionsschutzes, so auch über das Impfen, aufzuklären. Die Mitglieder der Ständigen Impfkommission werden vom Bundesministerium für Gesundheit berufen. Ihre Empfehlungen umfassen künftig einen breiteren Aufgabenbereich - nicht nur Impfungen, sondern auch Impfreaktionen, Impfkomplikationen und Chemoprophylaxe etc. - und erhalten einen höheren Stellenwert ("offizielle Lehrmeinung"). Die Impfempfehlungen der 16 Bundesländer müssen sich enger als bisher daran orientieren. Der Impfstatus von Kindern soll bei der Einschulungsuntersuchung registriert und ausgewertet werden. Verdacht auf einen "über das Ausmaß einer üblichen Impfreaktion hinausgehenden Impfverlauf" ist meldepflichtig. Schließlich wird dem BMG die Möglichkeit zugesprochen, die Kosten für bestimmte Schutzimpfungen den Krankenkassen als gesetzliche Pflichtleistung zu übertragen.

Kommentar:
Das neue IfSG löst das alte BSeuchG aus dem Jahr 1961 in seiner letzten Fassung von 1979 ab und stellt den Infektionsschutz in Deutschland unter Berücksichtigung einer modernen Epidemiologie und Überwachung auf einen aktuellen Wissensstand. Es wird allerdings mehrere Jahre dauern, bis sich die hier niedergelegten Gedanken im Bewusstsein aller Bevölkerungsgruppen verankert haben und alle Regelungen auch in die Praxis überführt sind.

Frage 14:
Wann ist mit der Einführung eines Impfstoffs gegen Rotaviren zu rechnen?

Antwort:
Nach Ergebnissen klinischer Studien in Finnland lassen sich durch einen Rotavirus-Impfstoff mindestens 50 % der Rotavirus-Infektionen und 70 % der schweren Rotavirus-bedingten Durchfallerkrankungen verhindern. Übrigens soll der Rotavirus-Impfstoff auch gegen andere virale Gastroenteritiden (Adenoviren, Sapporo-Viren) schützen. In den USA war ein Lebendvirus-Impfstoff seit 1998 zugelassen und in einer Größenordnung von ca. 1,5 Millionen Impfdosen verimpft worden. Die Impfung wurde 1999 wegen des Verdachts auf unerwünschte Nebenwirkungen vorläufig ausgesetzt. Anlass war die Beobachtung, dass Kinder nach der Rotavirus-Impfung überzufällig häufig unter Obstipation bis hin zu Invaginationen litten. Jetzt sollen konkrete Studien die Situation klären und die Entscheidung über weitere Impfungen oder Verbesserung des Impfstoffs ermöglichen.

Frage 15:
Wann ist mit einem Impfstoff gegen Borreliose zu rechnen?

Antwort:
In den USA ist seit Anfang 1999 ein Borrelien-Impfstoff unter dem Namen Lymerix auf dem Markt. Es handelt sich um ein gentechnologisch hergestelltes Oberflächen-Protein der Borrelien - ein Outer Surface Protein A, OspA, das sich als Zielstruktur für protektive Antikörper erwiesen hat. Seine Verträglichkeit und Wirksamkeit wurde

an über 10.000 Erwachsenen in mehreren Endemiegebieten der USA erprobt.

In Europa kommen verschiedene humanpathogene Borrelienspezies vor. Deshalb hat ein Impfstoff für unsere Region mindestens drei Antigen-Varianten zu berücksichtigen. Die Konstanz eines solchen trivalenten Impfstoffs wird durch die Fähigkeit des Erregers - *Borrelia burgdorferi* - zur Modulation seiner Oberflächen-Antigene in Abhängigkeit vom umgebenden Mikromilieu beeinträchtigt. An diesem Problem wird zur Zeit intensiv gearbeitet.

Daneben wird eine andere Forschungsrichtung vorangetrieben, die DNA-Vakzinierung. Bei diesem Impfverfahren wird statt eines Antigenproteins die dafür kodierende DNA zur Impfung eingesetzt. Der Impfling übernimmt die Synthese des Erregerantigens und entwickelt eine schutzvermittelnde Immunantwort. Vorteile dieser Methode sind besonders die Stabilität der Wirksubstanz (DNA statt Protein) sowie die effektive Induktion von Immunität. Klinische Studien befinden sich in Vorbereitung (Kramer).

■ **Frage 16:**

In der Tagespresse wird bisweilen über spektakuläre Impfschäden berichtet. Welche wissenschaftlich fundierten Antworten gibt es auf die Fragen, ob durch Impfungen a) ein plötzlicher Kindstod, b) ein Typ 1-Diabetes mellitus oder c) eine chronische Darmerkrankungen entstehen können?

Antwort:

a) Es besteht ein zeitlicher Zusammenhang zwischen Grundimmunisierungen gegen DPTHib-PolioHB und dem Häufigkeitsgipfel des plötzlichen Säuglingstodes (sudden infant death syndrome SIDS) zwischen 6. Lebenswoche und 4. Lebensmonat. Diese Häufigkeitsverteilung des SIDS bestand schon immer, auch vor Einführung von Impfungen. Eine große Studie mit über 5000 Kindern konnte eine Zunahme des SIDS nach DPT-Impfungen ausschließen (Hoffmann). In einer anderen großen Studie wiesen die an einem SIDS verstorbenen Säuglinge weniger DPT-Impfungen auf als überlebende (Griffin et al.). Hieraus darf aber nicht der gegenteilige Schluss gezogen werden, dass eine DPT-Impfung gegen SIDS schützt. Diese bisherigen Untersuchungen sprechen eindeutig gegen einen kausalen Zusammenhang zwischen Impfung und SIDS.

b) Über viele Jahre hinweg wurde ein mutmaßlicher Zusammenhang zwischen Mumpsimpfung und Manifestation eines Typ I-Diabetes mellitus diskutiert und in Gerichtsprozessen verhandelt. Nach Erfassung und Auswertung der Hintergrundmorbidität des Diabetes mellitus darf ein Zusammenhang sowohl mit einer Mumpsimpfung (DVV) als auch mit einer Mumpsinfektion (Ratzmann) als unwahrscheinlich gelten. Zwischen 1976 und 1988 wurden in Deutschland etwa 5,5 Millionen Mumpsimpfdosen verkauft. In diesem Zeitraum wurden 18 Kinder bekannt, die 3-210 Tage nach der Impfung an einem Diabetes mellitus Typ I erkrankten (davon 11 Kinder zwischen 3 und 30 Tagen post vaccinationem). Der Erwartungswert für eine Erstmanifestation bei Kindern in Deutschland beträgt 1 auf 100.000 pro Monat. Bei 5,5 Millionen Impfungen wären 55 Neuerkrankungen in 3-30 Tagen zu erwarten (Stück). Aus diesem weitaus höheren Erwartungswert darf aber nicht umgekehrt geschlussfolgert werden, dass die Mumpsimpfung vor der Entstehung eines Typ I-Diabetes schützt.

Seit fast 10 Jahren wird über einen fraglichen Zusammenhang zwischen der Entwicklung eines Typ 1-Diabetes mellitus und Hib-Impfung im frühen Kindesalter diskutiert. Classen hat in mehreren Veröffentlichungen einen solchen Zusammenhang postuliert. Er meint, dass Hib im 3. Lebensmonat eher einen Typ I-Diabetes triggern kann als Hib-Impfungen am Ende des 2. Lebensjahres. Eine umfangreiche finnische Studie spricht gegen eine solche Häufigkeitsverteilung. Eine sorgfältige Analyse und Bewertung aller vorliegenden Studien durch v. Kries und Schmitt ergab "keinen Hinweis auf einen kausalen Zusammenhang zwischen Hib-Impfung und Manifestation eines Typ I-Diabetes mellitus".

c) Neueste Untersuchungen (A Patja et al., J Pediatr 2001, 138: 250; RL Davis et al., Arch Pediatr Adolesc Med 2001, 155: 360 ; DS Ludwig et al., Lancet 2001; 357: 505) haben gezeigt, dass keine statistischen Beziehungen zwischen Masern-Mumps-Röteln-Impfung und Guillain-Barré-Syndrom, ulzerativer Colitis oder Morbus Crohn bestehen.

Frage 17:

Welche Impfstoffentwicklung ist in naher Zukunft zu erwarten?

Antwort:

Es wird mit weiteren Impfstoffkombinationen zu rechnen sein, z.B. Varizellen-Impfstoff kombiniert mit Masern-Mumps-Röteln (MMRV). Außerdem wird die Zahl der Serotypen in konjugierten Pneumokokken-Impfstoffen vermehrt werden, z.B. neben dem bereits zugelassenen 7 valenten noch ein 11 valenter und 13 valenter Impfstoff. Möglicherweise wird es auch erweiterte Impfantigene in Kombinationsimpfstoffen für die Grundimmunisierung im Kindesalter geben, die nach den jetzt bereits im Handel befindlichen 6 valenten mit Meningokokken zu 7 valenten und mit Pneumokokken zu 8 valenten Impfstoffen führen.

Frage 18:

Welche Impfstoffe sind für die Menschheit aus aktueller infektiologischer Sicht besonders dringlich?

Antwort:

Nach Häufigkeit und Schwere stehen folgende Infektionskrankheiten weltweit an der Spitze: HIV-Infektionen, Tuberkulose, Malaria. Gegen diese drei Seuchen gibt es noch keine Impfstoffe mit zufriedenstellender Wirksamkeit. Die Entwicklung eines neuen Impfstoffs gegen Tuberkulose wird zur Zeit erfolgreich vorangetrieben. Auch gegen Malaria scheint in absehbarer Zeit ein Impfstoff aus dem Experimentierstadium in die klinische Prüfung zu kommen. Gegen HIV sind die sehr intensiven Bemühungen bisher am wenigsten erfolgversprechend.

Darüber hinaus wäre es aus klinischer Sicht wünschenswert, Impfstoffe gegen die folgenden Infektionen zu haben, weil diese ebenfalls weit verbreitet sind und geringe Chancen für eine erfolgversprechende Therapie bieten:

Epstein-Barr-Virus-Infektionen, Hepatitis C und die zahlreichen globalen parasitären Erkrankungen.

Anhang

5. Anhang

5.1. Abkürzungen

AFP	Acute flaccid paralysis, akute schlaffe Lähmung
AMS	Antikörpermangelsyndrom
AP, aP	azellulärer Pertussisimpfstoff
APC	Antigen präsentierende Zelle (cell)
AT	Alttuberkulin
BALT	bronchus associated lymphatic tissue
BCG	Bacillus Calmette Guérin
BMG	Bundesministerium für Gesundheit
BSE	bovine spongiforme Enzephalopathie
B-Typ	Biken-Typ Pertussisimpfstoff
CD	Cluster of differentiation
CMV	Cytomegalievirus
CpG	Cytidin-Phosphat-Guanosin-Dinukleotid
D, Di, d, di	Diphtherie
DaPT	Diphterie-azellulärer Pertussis-Tetanus-Impfstoff
DGK	Deutsches Grünes Kreuz
DNA	deoxyribonucleic acid
DNS	Desoxyribonukleinsäure
DPT	Diphtherie-Pertussis-Tetanus-Impfstoff
DT	Diphtherie-Tetanus-Toxoid-Impfstoff
DVV	Deutsche Vereinigung zur Bekämpfung der Viruserkrankungen
DwPT	Diphtherie-whole cell Pertussis-Tetanus-Impfstoff
EBV	Epstein-Barr-Virus
EIA	Enzyme immuno assay
ELISA	Enzyme linked immunosorbent assay
EMEA	European Agency for the Evaluation of Medicinal Products
EPI	Expanded Programme on Immunization
EU	Europäische Union
FHA	Filamentöses Hämagglutinin
FSME	Frühsommermeningoenzephalitis
GALT	Gut associated lymphatic tissue
gP	Ganzkeim-Pertussisvakzine
GT	Gereinigtes Tuberkulin
HA	Hämagglutinin Hepatitis A
HAV	Hepatitis A Virus
HB	Hepatitis B
HBV	Hepatitis B Virus
HBc	Hepatitis B core antigen
HBe	Hepatitis B e antigen
HBs-Ag	Hepatitis B surface antigen
HDC	Human Diploid Cell
HE	Hämagglutinations-Einheit
HHE	Hämagglutinationshemmungs-Einheit; Hypotone hyporesponsive Episode
HHT	Hämagglutinationshemmungs-Test
Hib	Haemophilus influenzae Typ b
HIG	Hyperimmunglobulin
HLA	Human leucocyte antigen
i.c.	intrakutan
IE	Internationale Einheit
IfSG	Infektionsschutzgesetz
IFT	Immunfluoreszenz-Test
Ig	Immunglobulin
IL	Interleukin
i.m.	intramuskulär
IPV	Inaktivierte Poliovakzine

IU	International Unit	Td	Tetanus-Diphterie-Impfstoff
JE	Japanische Enzephalitis	TE	Tuberkulin-Einheit
KBR	Komplementbindungsreaktion	Tet	Tetanustoxoid-Impfstoff
kD	kilo Dalton	TH	T-Helferzelle
KOF	Körperoberfläche	TIG	Tetanus Immunglobulin
Lj	Lebensjahr	TM, Tm	T-Memory-Zelle
Lm	Lebensmonat	T-Typ	Takeda-Typ Pertussisimpfstoff
MALT	mucosa associated lymphatic tissue	UAW	Unerwünschte Arzneimittelwirkung
MM	Masern Mumps	VAERS	Vaccine adverse event reporting system
MMR	Masern Mumps Röteln	VAPP	Vakzine assoziierte paralytische Poliomyelitis
MS	Multiple Sklerose		
NRZ	Nationales Referenzzentrum	VZV	Varicella-Zoster-Virus
NT	Neutralisations-Test	WHO	World Health Organization – Weltgesundheitsorganisation
ÖGD	Öffentlicher Gesundheitsdienst		
OPSI	*o*verwhelming *p*ostsplenectomy *i*nfection	wP	whole cell (Gantzkeim) Pertussisvakzine
OPV	Orale Poliovakzine	ZNS	Zentrales Nervensystem
OspA	Outer surface protein A		
P	Pertussis		
PCR	Polymerase-Ketten (chain)-Reaktion		
PEI	Paul-Ehrlich-Institut		
Pn	Pneumokokken		
Polio	Poliomyelitis		
PRN	Pertactin		
PT	Pertussistoxin		
RIA	Radioimmunoassay		
RKI	Robert-Koch-Institut		
RSV	Respiratory Syncytial Virus		
s.c.	subkutan		
SE	Schutz-Einheit		
SSPE	Subakute sklerosierende Panenzephalitis		
STIKO	Ständige Impfkommission		
T	Tetanus		
TC, Tc	T-Killerzelle		
TCT	Tracheales Zytotoxin		

5.2. Glossar

Adjuvans
Stoff mit Verstärkerwirkung

Adsorbens
Stoff mit Bindungskraft

Agammaglobulinämie
Fehlen der Gammaglobuline, Antikörpermangelsyndrom

Akzeptanz
Annahme

Antigen
Körperfremder Stoff, der eine Immunantwort auslöst

Antikörper = Immunglobulin

Arthropathie
Gelenkerkrankung

Asplenie
Fehlen der Milz

Ataxie
Störung von koordinierten Haltungs- und Bewegungsabläufen

Attenuierung
　Abschwächung (der Virulenz)

Aufklärung
　Information des Impflings oder seines Sorgeberechtigten durch den Arzt

Autismus
　Selbstbezogenheit, Kontaktarmut

Autoimmunreaktion
　Immunreaktion gegen körpereigene Strukturen

Autovakzine
　Impfstoff aus körpereigenem Material (Mikroben, Tumorgewebe)

Bacillus Calmette Guérin (BCG)
　Abgeschwächte vermehrungsfähige Mykobakterien, die intrakutan verabfolgt - international als Impfstoff gegen Tuberkulose eingesetzt werden. Schützen nicht gegen Infektion, jedoch in ca. 80 % gegen die postprimäre Generalisation einer Tuberkulose, wie sie im frühen Kindesalter zu fürchten ist. Impfstoff lässt sich nicht standardisieren und ist in Deutschland nicht zugelassen.

Begleitstoffe
　Zusatzstoffe in einem Impfstoff (neben dem Antigen)

Beipackzettel
　Fachinformation über ein Arzneimittel

Booster
　Verstärker

Challenge
　Gezielte Belastung

CpG-Adjuvans
　Cytidin-Guanosin-Dinukleotid aus mikrobieller DNA aktiviert die Makrophagen, so dass diese eine antigenspezifische T-Zell-Antwort zur Abwehr der Mikroben - Viren, Bakterien oder Parasiten - einleiten.

Demyelinisierung
　Zerstörung des Myelins, aus dem die schützenden Hüllen - Markscheiden - der Nerven bestehen

Diabetes mellitus
　Zuckerkrankheit

Diphtherie
　Bakteriell-toxische Infektionskrankheit; Ursache: Toxin des *Corynebacterium diphtheriae*. Übertragung Mensch zu Mensch. An der Eintrittspforte der Erreger pseudomembranöse Entzündung (Nase, Rachen, Nabel, Haut). Gefahr droht durch das Toxin, das einen Herztod bewirken kann. Deshalb erfordert der Krankheitsverdacht sofortige Antiserumgabe. Einen sicheren Schutz vor Erkrankung und Tod bietet die Impfung.

DNA-Vakzine
　Erbinformationen (DNA) von Krankheitserregern, die sich - intramuskulär verabfolgt - in Wirtszellen vermehren und zu einer spezifischen Immunität führen.

Down-Syndrom = Trisomie 21
　Chromosomenaberration mit typischen Merkmalen wie Rundschädel, mongoloide Schrägstellung der Lidachsen, Vierfingerfurche u.a.; Beeinträchtigung der körperlichen und geistigen Entwicklung lässt sich bis zur Schulfähigkeit und weitgehenden Selbständigkeit durch frühzeitige gezielte Förderung weitgehend ausgleichen; vorzeitige Alterung sämtlicher Organe ist mit verminderter Infektabwehr verbunden.

Elimination
　Beseitigung einer Infektionskrankheit aus einer umschriebenen Region (Land, Erdteil)

Endemie
　Örtlich begrenztes Vorkommen einer Infektionskrankheit

Enzephalitis
　Hirnentzündung

Enzephalopathie
　Erkrankung des Gehirns

Epidemie
　Gehäuftes Vorkommen einer (Infektions)Krankheit mit definierter zeitlicher und örtlicher Begrenzung

Epilepsie
　Anfallsleiden

Eradikation
　Vollständige Beseitigung einer Infektionskrankheit von der Erde (Beispiel Pocken 1977)

Europaregion der WHO

Außer den geographisch zu Europa zählenden Ländern gehören auch die Türkei und die GUS-Länder (ehemals Sowjetunion) dazu

Europäische Union (EU)

Die Europäische Agentur für die Beurteilung von Arzneimitteln (EMEA) hat u.a. die Aufgabe, der Kommission Arzneimittel- und Impfstoffzulassungen zu empfehlen, die für alle Mitgliedstaaten der EU gelten

Expanded Programme on Immunization (EPI)

Erweitertes Impfprogramm der Weltgesundheitsorganisation

Fachinformation

Beipackzettel mit Information über die Zusammensetzung, Wirkung und Nebenwirkung eines Arzneimittels

fäkal-oral

Der Weg (der Erreger) von Stuhlausscheidung (faeces) über den Mund

Falsche Kontraindikation

Zustand eines Impflings, der fälschlicherweise zum Anlass einer zeitweiligen oder dauerhaften Zurückstellung von einer Impfung genommen wird

Fieberkrampf

Durch hohes oder rasch ansteigende Fieber ausgelöster Krampfanfall; vornehmlich bei Kindern zwischen 4. Lebensmonat und 4. Lebensjahr

Frühsommer-Meningo-Enzephalitis (FSME)

Virale Infektionskrankheit. Ursache FSME-Virus. Übertragung durch Zecken von Tieren (Nagern, Rotwild etc.) auf Menschen. Nur ein kleiner Teil der Infektionen führt zur Enzephalitis, die dann aber besonders bei Erwachsenen oft schwer verläuft.

Granulom

Bindegewebsgeschwulst

Grippe = Influenza

Guillain-Barré-Syndrom = Polyradikulitis

Entzündung der Nervenwurzeln mit sensiblen (Parästhesien, Schmerzen) und motorischen (Lähmungen) Ausfällen; wochenlanger Krankheitsverlauf; gute Prognose mit Ausheilung.

Haemophilus influenzae Typ b

Bakterium, das invasive Infektionskrankheiten (Meningitis, Epiglottitis, Sepsis) besonders bei Kleinkindern hervorruft, die eine hohe Letalität aufweisen. Rechtzeitige Impfung im frühen Säuglingsalter schützt vor Infektion(skrankheit).

Hepatitis A

Virale Infektionskrankheit, die vornehmlich die Leber befällt. Verbreitung im gesamten Tropengürtel der Erde sowie in allen Ländern mit unzureichenden hygienischen Bedingungen. Ursache: Hepatitis A-Virus. Übertragung oral (Muscheln, Weichtiere u.ä.) und fäkal-oral von Mensch zu Mensch. Krankheitsverlauf altersabhängig: Kinder erkranken oft anikterisch leicht, Erwachsene deutlich schwerer. Rezidivneigung. Kein chronischer Verlauf. Impfung schützt sicher vor Infektion.

Hepatitis B

Virale Infektionskrankheit, die vornehmlich die Leber befällt. Verbreitung in Tropen und Subtropen, besonders Südostasien. Ursache: Hepatitis B-Virus. Hochkontagiös. Übertragung durch Blutkontakt, Sexualverkehr und perinatal. Krankheitsverlauf unterschiedlich: Im frühen Kindesalter überwiegend (80-90 %) chronischer Verlauf; schwere Komplikationen (Leberzirrhose, Leberzellkrebs) bei ca. 3 % der Erkrankten. Impfung schützt sicher vor Erkrankung.

Herdimmunität = Populationsimmunität

Grad der Immunität der Gesamtheit der Individuen einer Art in einem ökologischen Raum

Hoigné-Syndrom

Schock durch Embolien nach versehentlicher intravenöser Injektion kristalloider Lösungen

Hühnereier

Nährboden für Viruszüchtung, z.B. für die Herstellung von Impfstoff gegen Gelbfieber und Influenza

Hühnerfibroblasten

Zellkulturen für Viruszüchtung, z.B. für die Herstellung von Impfstoff gegen Masern, Mumps, Röteln

humoral
flüssig, Gegensatz zu zellulär

Immunglobulin = Antikörper
Spezifischer Eiweißkörper, der nach Antigenzufuhr von Plasmazellen gebildet wird

Immunisierung
Vorgang, der eine Immunität bewirkt

Immunisierung, aktive
dauerhafte Immunität, ausgelöst durch Antigenzufuhr

Immunisierung, passive
kurzzeitige Immunität durch Verabfolgung von Immunglobulinen

Immunkomplex
feste bis lockere Verbindung zwischen Antigen-Antikörper

Immunogenität
Fähigkeit eines Impfstoffs, eine Immunantwort auszulösen

immunsuppressiv
die Immunantwort unterdrückend

Immunsystem
Organe, Zellen und Faktoren, die gemeinsam die Funktion zur Erhaltung der körpereigenen Struktur und Abwehr körperfremder Stoffe ausüben

Impfantigen
Antigen, das einen Schutz gegen bestimmte Infektionskrankheiten bewirkt

Impfen
Verabfolgung eines Impfstoffs

Impfgegner
Kritischer Kämpfer gegen das Impfen

Impfkomplikation
Eine über das übliche Ausmaß hinausgehende Impfreaktion

Impfquote = Impfrate
Zahl der Geimpften im Verhältnis zu einer definierten Gesamtpopulation

Impfreaktion
Nach einer Impfung auftretende Nebenwirkungen

Impfschaden
Dauerhafte Gesundheitsschädigung nach Impfung

Impfschutz = Protektivität
Schutz vor Infektion(skrankheit) infolge einer Impfung

Impfskeptiker
Person, die dem Impfen kritisch gegenübersteht

Impfstoff
Stoffgemisch, dessen Hauptbestandteil das Impfantigen ist

Impfstoffherstellung
Ausgeklügelter, über zahlreiche Zwischenstufen kontrolliert ablaufender technischer Prozess, in dessen Ergebnis ein Impfstoff entsteht. Zwischenstufen und Endergebnis werden strengen Prüfungen unterzogen

Infektion
Eindringen von Krankheitserregern in einen Organismus und ihre Vermehrung in ihm

Infektionskrankheit
Krankheit auf der Grundlage der Auseinandersetzung zwischen Krankheitserreger und Immunabwehr des Organismus

Influenza = Grippe
Virale Infektionskrankheit. Ursache Influenzaviren A, B, C. Hohe Antigenvariabilität. Übertragung von Mensch zu Mensch. Tierreservoir Haustiere (Federvieh, Schweine). Starke Verbreitung im Herbst und Winter - Epidemien alle 3-5 Jahre, Pandemien alle 10-20 Jahre. Gefährdet sind vor allem Ältere (> 60 Jahre) und chronisch Kranke.

Inhibition
Hemmung

Inkubationsimpfung
Impfung unmittelbar nach Exposition zum Schutz eines Individuums

Interferenz
Gegenseitige Beeinflussung, meist Hemmung (von Viren)

Interferon
intrazellulär gegen Viren wirkender Eiweißstoff

Interleukine = Zytokine
Botenstoffe zwischen den Zellen; Eiweißstoffe, die von bestimmten Zellen (Makrophagen, Lymphozyten) freigesetzt werden und (patho-) biologische Wirkungen auslösen

intrakutan
in die Haut

intramuskulär
in den Muskel

intravasale Injektion
Injektion in ein Blutgefäß

invasiv
eindringend

Inzidenz
Neuerkrankungszahl - meist bezogen auf eine definierte Population

Kanzerogenität
Krebserzeugungsfähigkeit

Kendrick-Test
Intrazerebraler Mäuseversuch zur Prüfung der Protektivität eines Pertussis-Impfstoffs (1936 erstmals von Frau Kendrick und Eldering beschrieben)

Keuchhusten = Pertussis
Bakteriell-toxische Infektionskrankheit. Ursache *Bordetella pertussis*. Übertragung von Mensch zu Mensch. Krankheitsverlauf altersabhängig: Säuglinge sind durch Apnoe-Anfälle lebensbedrohlich gefährdet. Kinder werden durch typische stakkatoartige Hustenattacken gequält. Erwachsene haben über Monate uncharakteristischen Reizhusten. Antibakterielle Therapie nur in den ersten 2 Krankheitswochen aussichtsreich. Impfung schützt nahezu in 90 % vor Infektion (-skrankheit).

Konjugat-Impfstoff
Polysaccharid-Impfstoff, der durch Bindung an ein Protein, z.B. Toxoid, eine boosterfähige Immunität erzeugt.

Konservierungsmittel
Stoff, der durch Dekontamination die Haltbarkeit eines Totimpfstoffs verlängert

kontagiös
ansteckend

Kontraindikation
Grund, eine Maßnahme zeitweilig oder dauerhaft nicht durchzuführen

Liposom
kugelförmiges Gebilde, das - von einer Lipidhülle umgeben - im Inneren Proteine, DNA und andere biologisch aktive Substanzen inkorporiert hat.

Low-Responder
Impfling, der nach einer Impfung nur mit einer geringen Antikörperbildung reagiert

Lyssa = Tollwut

Masern = Morbilli
Virale Infektionskrankheit. Ursache Masernvirus. Krankheitsverlauf mit typischem Exanthem und Enanthem altersabhängig: Erwachsene schwerer als Kinder, auch mit mehr Komplikationen (Otitis, Pneumonie, Enzephalitis). Keine kausale Therapie. Impfung schützt sicher vor Infektion.

Masernparty
Beisammensein von masernempfänglichen Kindern (und Erwachsenen) mit einem frisch Erkrankten. Ziel: Natürliche Infektion, Krankheit und Immunität. Geübte Praxis in der Vorimpf-Ära (vor 1960).

Meningitis
Entzündung der Hirnhaut

Meningokokken
Neisseria meningitidis. Kugelförmige Bakterien. Verschiedene Gruppen. In Europa vorwiegend B, im Tropengürtel vorwiegend A und C. Erreger der eitrigen Meningitis. Impfung schützt vor Infektion(skrankheit), allerdings gibt es bisher keinen Impfstoff gegen Gruppe B

Multiple Sklerose (MS)
Encephalomyelitis disseminata chronica. Häufigkeit in Mitteleuropa 5 auf 1000 Einwohner. Langsam fortschreitende Entmarkung (Demyelinisierung) im Gehirn und Rückenmark. Ursache ungeklärt; diskutiert werden chronische Virusinfektion bzw. Autoimmunkrankheit. Moderne Standardtherapie: Interferon-Beta. Kausalbeziehung zu Impfungen besteht nicht.

Mumps = Ziegenpeter
Virale Infektionskrankheit. Ursache Mumpsvirus. Krankheitsbild ist durch Neurotropie (Hinwendung zu Nerven) und Glandotropie (Hinwendung zu Drüsen) des Virus gekennzeichnet. Symptome dementsprechend an den Hirnhäuten (Kopfschmerzen, Zellzahlvermehrung im Liquor) und an vielen Drüsen (Parotisschwellung, Bauchspeicheldrüsenbeschwerden), auch Keimdrüsen (Orchitis, Oophoritis). Keine kausale Therapie. Impfung schützt nahezu in 90 % vor Infektion.

Myelin
aus Fetten (Lipiden) bestehende Substanz der Hüllen (Markscheiden) von Nerven

Myokarditis
Herzmuskelentzündung

Nephrotisches Syndrom
Nierenkrankheit mit Eiweißverlust

Neuritis
Nervenentzündung

Neuropathie
Nervenerkrankung

Nicolau-Syndrom
Hautnekrosen nach versehentlicher intraarterieller Injektion von kristalloiden Lösungen

Non-Responder
"Impfversager"; Impfling, der nach einer Impfung keine Antikörperbildung zeigt

OPSI
Abk. für *o*verwhelming *p*ostsplenectomy *i*nfection. Schwer bis (50%) tödlich verlaufende Infektion durch bekapselte Bakterien (Pneumokokken, Haemophilus influenzae Typ b sowie Meningokokken) bei Patienten ohne Milz. Schutz durch Impfung und Penicillinprophylaxe.

oral
durch den Mund

Pandemie
Weltweite Verbreitung einer Infektionskrankheit ohne räumliche Grenzen

Parästhesie
Gefühlsstörung (Kribbeln, Taubheitsgefühl u.ä.)

parenteral
unter Umgehung des Verdauungskanals, z.B. Applikation unter die Haut oder in den Muskel

Pathogenität
Krankmachende Eigenschaften eines Mikroorganismus

Paul-Ehrlich-Institut (PEI)
Unabhängige bundesweite Institution mit zahlreichen Aufgaben der Prüfung und Kontrolle von biologischen Arzneimitteln, wie Impfstoffe, Sera, Blutprodukte u.a. Eine enge Zusammenarbeit mit den Ländern der Europäischen Union ist in vollem Gang.

Peptid
Mit einer –CO-NH-Bindung verknüpfte Aminosäuren. Je nach Zahl der Aminosäuren unterscheidet man Di-, Tri-, Oligo-, Polypeptide.

Pertussis = Keuchhusten

Pneumokokken
Streptococcus pneumoniae. Kugelförmige Bakterien mit Polysaccharidhülle. Zahlreiche Typen. Bestandteile der menschlichen Normalflora. Bei abwehrschwachen Individuen (Kleinkinder, Ältere, Immunschwache) können sie als Krankheitserreger schwer verlaufende invasive Infektionen verursachen (Pneumonie, Sepsis, Meningitis). Impfung schützt bei etwa 70-80 % der Impflinge vor Infektion(skrankheit).

Pneumonie
Lungenentzündung

Poliomyelitis = Spinale Kinderlähmung
Virale Infektionskrankheit. Ursache Poliomyelitisviren Typ 1, 2, 3. Übertragung fäkal-oral. Erkrankungsmanifestation nur bei etwa 10 % der Infizierten: Überwiegend mit grippeähnlichen Symptomen (minor illness), wesentlich seltener als schlaffe Lähmung – zumeist unsymmetrisch – infolge Virusbefall der motorischen Vorderhornzellen des Rückenmarks, die lebenslang bestehen bleibt. Impfung schützt sicher vor Infektion.

Polyradikulitis = Guillain-Barré-Syndrom

Polysaccharid-Impfstoff
Impfstoff, dessen Antigen aus Polysacchariden von Kapselbakterien (Haemophilus influenzae, Meningokokken, Pneumokokken) besteht. Erzeugt bei Kindern < 2 Lebensjahren keine boo-

sterfähige Immunität. Zu diesem Zweck müssen die Polysaccharide mit einem Protein zu einem sog. Konjugat-Impfstoff verbunden werden.

Populationsimmunität = Herdimmunität

Postexpositionelle Impfung

Impfung unmittelbar nach einer Ansteckung (Exposition)

postvakzinal

nach einer Impfung

Potenzierung

Wirkungsverstärkung, die über die Addition der Einzeleffekte hinausgeht.

präexpositionelle Impfung

Impfung vor einer Infektionsgefährdung (Exposition)

prävakzinal

vor einer Impfung

Prävalenz

Vorkommen (einer Krankheit) in einer definierten Population

Priming

erster Antigenkontakt

Prionen

Übertragbare Proteine, die Spezies-übergreifend Krankheiten verursachen (BSE)

Protein

Eiweiß

Protektivität

Schutzwirkung eines Impfstoffs

Rabies = Tollwut

Reaktogenität

Eigenschaften eines Impfstoffs, Nebenwirkungen zu verursachen

Respiratory Syncytial Virus (RSV)

Häufiger Erreger von schwer verlaufender Pneumonie und Bronchiolitis bes. im frühen Kindesalter; passive Immunisierung möglich: humanisierter monoklonaler Antikörper zur i.m.-Anwendung (Palivizumab=Synagis®) oder i.v.-Präparat humanen Ursprungs mit hoher Antikörperkonzentration (Respigan®). In Vorbereitung befindet sich ein Impfstoff (rekombinantes Protein aus Fusionsprotein PFP2) für Hochrisikopatienten, z.B. Mukoviszidose

Reiseimpfung

Impfung zum Individualschutz vor Infektionsgefahren auf einer Auslandsreise

Riegelungsimpfung

Inkubationsimpfung bei einer Gruppe von empfänglichen Personen zur Unterbrechung von Infektketten

Robert-Koch-Institut (RKI)

Bundes-Institution mit Aufgaben der Konzeption und Koordination von Maßnahmen zur Infektionsbekämpfung und Überwachung im nationalen und internationalen Rahmen

Röteln = Rubeola

Virale Infektionskrankheit. Ursache Rötelnvirus. Krankheit verläuft meist harmlos mit einem typischen Exanthem. Gefährlich wird sie während der Frühschwangerschaft durch teratogene Schädigung des werdenden Kindes (Fehlbildungen an Herz, Auge, Ohr). Keine kausale Therapie. Impfung schützt sicher vor Infektion.

Rotaviren

Wichtige und häufige Erreger von Durchfallerkrankungen vorwiegend im frühen Kindesalter. Weltweite Verbreitung. Schwere Verläufe. Wochenlange Schäden der Darmschleimhaut mit Folgeerscheinungen (Appetitlosigkeit, Resorptionsstörungen, Abmagerung). Lebendvirusimpfstoff in Erprobung.

Sado-Masochist

Person, die sexuelle Befriedigung durch gleichzeitigen Wunsch nach Beherrschung und Unterwerfung sucht

Sepsis

Blutvergiftung

Seroprävalenz

Vorkommen von Antikörpern in einer definierten Population

Serumkrankheit

Hautausschlag, Fieber, Gelenkschwellungen infolge Überempfindlichkeit gegenüber artfremden Eiweißen

Sicherheit = Verträglichkeit

Eigenschaft eines Impfstoff, möglichst wenig Nebenwirkungen und keine Komplikationen auszulösen.

Simultanimpfung = Aktiv-passive Immunisierung

Gleichzeitige Applikation von Impfstoff und Immunglobulinen an getrennten Körperstellen.

Stabilisator

Protein, das die Haltbarkeit eines Lebendvirus-Impfstoffs erhöht

Ständige Impfkommission (STIKO)

Gremium mit etwa 15 Impfexperten, die vom Bundesminister für Gesundheit berufen werden. Es ist dem Robert-Koch-Institut assoziiert ist, und erfüllt bestimmte Aufgaben der Infektionsprophylaxe in Deutschland, z.B. Empfehlung von Impfungen und anderen spezifischen Präventivmaßnahmen, Definition von Impfreaktionen und Impfschäden.

subkutan

unter die Haut

Synchronimpfung

Gleichzeitige Applikation zweier Impfstoffe an getrennten (!) Körperstellen.

Teratogenität

Eigenschaft eines Stoffes, über eine Schwangere vorgeburtliche Schäden (Fehlbildungen) beim werdenden Kind zu bewirken.

Tetanus = Wundstarrkrampf

Bakteriell-toxische Infektionskrankheit. Ursache: Toxin des Stäbchenbazillus *Clostridium tetani*. Keine Übertragung von Mensch zu Mensch. Eintritt der Bakteriensporen, die sich ubiquitär im Erdreich befinden, über eine (Bagatell)Wunde. Toxin führt über die Synapsen zu einem Starrkrampf der Muskulatur, die dann bis zu einer tödlichen Lähmung der Atemmuskeln führt. Einzige Möglichkeit eines Individualschutzes ist die Tetanustoxoid-Impfung und/oder die passive Immunisierung mit Tetanus-Immunglobulin.

Thrombozytopenie, Thrombopenie

verminderte Anzahl von Blutplättchen (Thrombozyten)

Toleranz

Duldung. Fehlen bzw. Ausbleiben einer Immunreaktion

Tollwut = Lyssa = Rabies

Virale Infektionskrankheit. Übertragung durch virushaltigen Tierkontakt (Fuchs, Eichhörnchen, Fledermaus, Hund, Katze). Krankheitsverlauf immer (100 %) tödlich. Einzige Behandlungsmöglichkeit postexpositionelle Simultanimpfung. Präexpositionelle Impfung für beruflich oder durch Tropen/Subtropenreisen Exponierte schützt sicher.

Towne

CMV-Stamm für einen in Entwicklung befindlichen Lebendimpfstoff

Toxin

Gift

Toxoid

unschädlich gemachtes Bakteriengift

transverse Myelitis

Entzündung des Rückenmarks mit Querschnittssymptomatik (Lähmungen, Parästhesien)

Trisomie 21 = Down-Syndrom

Tuberkulose

Bakterielle Infektionskrankheit mit weltweiter, regional unterschiedlicher Verbreitung. Ursache *Mycobacterium tuberculosis*. Über 90 % der Infektionen verlaufen klinisch stumm. Häufigste klinische Manifestation einer Erstinfektion betrifft die Lungen, viel seltener den Darm oder die Haut. Vom primären Tuberkuloseherd kann es nach Monaten zur postprimären Streuung der Erreger in praktisch alle Organe (Miliartuberkulose, Hirnhäute, Nieren, Knochen, Gelenke, auch Lungen u.a.) kommen. Behandlung mit Tuberkulostatika stößt wegen zunehmender Multiresistenz der Erreger auf Schwierigkeiten. BCG-Impfung schützt nicht vor Infektion, aber mit hoher Wahrscheinlichkeit (70-80 %) vor postprimärer Generalisation.

Tumorvakzine = Tumorimpfstoff

Therapeutischer Impfstoff aus körpereigenem Tumorgewebe; Anwendung meist nach operativer Entfernung des größten Tumoranteils zwecks Steigerung der spezifischen Abwehr gegen die verbliebenen Tumorzellen.

Typhus
　Bakterielle Infektionskrankheit. Ursache *Salmonella typhi*. Übertragung fäkal-oral und Mensch zu Mensch. Krankheitsverlauf in Fieberstadien: Bakteriämie, Organbefall (nicht nur Darm, auch ZNS). Kinder erkranken oft leichter. Antibakterielle Therapie. Impfung schützt vor schwerem Krankheitsverlauf.

Vaccine Adverse Event Reporting Systeme (VAERS)
　Erfassungssystem für unerwünschte Impfstoffwirkungen in den USA

Vakzine = Impfstoff

Vaskulitis
　Entzündung der Gefäßwand

Verträglichkeit = Sicherheit

Virostatikum, auch Virustatikum
　Arzneimittel gegen Viren, das deren Replikation hemmt

Virulenz
　Quantitatives Maß für die krankmachenden Eigenschaften eines Mikroorganismus

Waschzettel = Beipackzettel = Fachinformation

Weltgesundheitsorganisation = World Health Organization WHO

Wundstarrkrampf = Tetanus

Zellkultur = Zellzüchtung
　Haltung bzw. Vermehrung von Zellen mehrzelliger Organismen außerhalb des Körpers für experimentelle oder klinische Zwecke, z.B. für Haltung und Vermehrung von Impfviren.

Zytokine = Interleukine

zytotoxisch
　zellschädigend

5.3. Kontaktadressen für impfpräventable Erkrankungen (alphabetisch)

■ Nationale Referenzzentren (NRZ)

▶ **NRZ für Influenza**

Niedersächsisches Landesgesundheitsamt, Fachbereich Virologie
Leitung: Herr Dr. Dr. R. Heckler
Rosebeckstr. 4
30449 Hannover
Tel 0511/4505-201
Fax 0511/4505-240
e-mail: R.Heckler@NLGA.niedersachsen.de

▶ **NRZ für Influenza**

Robert-Koch-Institut, FG 12 (virale Infektionen)
Leitung: Frau Dr. B. Schweiger
Nordufer 20
13353 Berlin
Tel 030/4547-2457/ -2464
Fax 030/4547-2605
e-mail: schweigerb@rki.de

▶ **NRZ für Masern, Mumps, Röteln (MMR)**

Robert-Koch-Institut
Leitung: Frau Dr. A. Tischer
Nordufer 20
13353 Berlin
Tel 030/4547-2647
Fax 030/4547-2328/ - 2605
e-mail: tischera@rki.de

▶ **NRZ für Meningokokken**

Hygiene-Institut der Universität Heidelberg
Leitung: Herr Prof. Dr. H.-G. Sonntag, Frau Dr. I. Ehrhard
Im Neuenheimer Feld 324
69120 Heidelberg
Tel 06221/56-810/ -7817/ -8281
Fax 06221/56-5857/ -4343
e-mail:
hans_guenther_sonntag@med.uni-heidelberg.de
ingrid_ehrhard@med.uni-heidelberg.de

▶ **NRZ für Mykobakterien**

Forschungszentrum Borstel
Leitung: Frau Dr. S. Rüsch-Gerdes
Parkallee 18
23845 Borstel
Tel 04537/188-213/ - 211
Fax 04537/188-311
e-mail:srueschg@fz-borstel.de

▶ **NRZ für Poliomyelitis**

Robert-Koch-Institut
Leitung: Herr Prof. Dr. E. Schreier
Nordufer 20
13353 Berlin
Tel 030/4547-2379/ - 2378
Fax 030/4547-2617
e-mail: schreiere@rki.de

▶ **NRZ für Salmonellen (Typhus)**

Robert-Koch-Institut (Bereich Wernigerode),
FG 11 Bakterielle Infektionen
Leitung: Herr Prof. Dr. H. Tschäpe
Burgstr. 37
38855 Wernigerode
Tel 03943/679-206
Fax 03943/679-207
e-mail: tschaepeh@rki.de

▶ **NRZ für Salmonellen (Typhus)**

Hygiene Institut Hamburg, Abteilung Bakteriologie
Leitung: Herr Prof. Dr. J. Bockemühl
Marckmannstr. 129 a
20539 Hamburg
Tel 040/42837-201/ -202
Fax 040/42837-483 oder 783561
e-mail: jochen.bockemuehl@bags.hamburg.de

■ **Konsiliar-Laboratorien**

▶ **Bordetella pertussis**

Institut für Hygiene und Labormedizin - Klinikum Krefeld
Leitung: Herr Prof. Dr. C.H. Wirsing von König
Lutherplatz 40
47805 Krefeld
Tel 02151/32 – 2466
Fax 02151/32 – 2079
e-mail: WvK-hyg@klinikum-krefeld.de

▶ **Borrelia burgdorferi**

Max von Pettenkofer-Institut für Hygiene und Medizinische Mikrobiologie,
Lehrstuhl Bakteriologie der LMU München
Leitung: Frau PD Dr. B. Wilske
Pettenkoferstr. 9 a
80336 München
Tel 089/5160-5242
Fax 089/5160-4757
e-mail:
Bettina.Wilske@mvp-bak-med.uni-muenchen.de

▶ **Corynebacterium diphtheriae**

Max von Pettenkofer-Institut für Hygiene und Medizinische Mikrobiologie der LMU
Leitung: Herr Prof. Dr. Dr. J. Heesemann, Herr Dr. A. Roggenkamp
Pettenkoferstr. 9 a
80336 München
Tel 089/5160-5201
Fax 089/5160-5202
e-mail:
sekretariat@m3401.mpk.med.uni-muenchen.de

▶ **FSME-Viren**

Bundesinstitut für gesundheitlichen Verbraucher-schutz und Veterinärmedizin
Leitung: Herr PD Dr. J. Süss
Diedersdorfer Weg 1
12277 Berlin
Tel 030/8412-2261
Fax 030/8412-2952
e-mail: j.suesss@bgvv.de

▶ **Hepatitis A-Viren**

Institut für Medizinische Mikrobiologie und Hygiene der Universität Regensburg
Leitung: Herr Prof. Dr. W. Jilg
Franz-Josef-Strauß-Allee 11
93053 Regensburg
Tel 0941/944-6408
Fax 0941/944-6402
e-mail: wolfgang.jilg@klinik.uni-regensburg.de

▶ Hepatitis B-Viren

Institut für Medizinische Virologie der Universität
Leitung: Herr Prof. Dr. W. Gerlich
Frankfurter Str. 107
35392 Gießen
Tel 0641/99412-01/ -00; Fax 0641/99412-09
e-mail: Wolfram.H.Gerlich@viro.med.uni.gießen.de

▶ Helicobacter pylori

Institut für Medizinische Mikrobiologie und Hygiene, Klinikum der Universität
Leitung: Herr Prof. Dr. M. Kist
Hermann-Herder-Str. 11
79104 Freiburg
Tel 0761/203-6590/ -6510; Fax 0761/203-6562
e-mail: kistman@ukl.uni-freiburg.de

▶ Herpes simplex-Viren, Varicella-Zoster-Viren

Institut für Antivirale Chemotherapie der Universität
Leitung: Herr Prof. Dr. P. Wutzler, Frau Prof. Dr. I. Färber, Herr PD Dr. A. Sauerbrei
Winzerlaer Str. 10
07745 Jena
Tel 03641/65730-0
Fax 03641/65730-1
e-mail: peter.wutzler@med.uni-jena.de

▶ Plasmodien

Bernhard-Nocht-Institut für Tropenmedizin
Leitung: Herr Prof. Dr. B. Fleischer
Bernhard-Nocht-Str. 74, 20359 Hamburg
Tel 040/31182-401
Fax 040/31182-400
e-mail: bfleischer@bni.uni-hamburg.de

▶ Pseudomonas

Max von Pettenkofer-Institut für Hygiene und Medizinische Mikrobiologie der LMU
Leitung: Herr Prof. Dr. A. Bauernfeind
Pettenkoferstr. 9 a
80336 München
Tel 089/38898766 / -365740
Fax 089/38898766 / -365740
e-mail: bauernfeind@cs.com

▶ Rotaviren, RS-Viren

Ruhr-Universität Bochum, Abt. für Med. Mikrobiologie und Virologie
Leitung: Herr Prof. Dr. H. Werchau, Frau Dr. A. Rohwedder
Universitätsstr. 150
44801 Bochum
Tel 0234/700-3189 (Werchau); -2104 (Rohwedder)
Fax 0234/7094352
e-mail: hermann.werchau@ruhr-uni-bochum.de
angela.rohwedder@ruhr-uni-bochum.de

■ Impfberatung (Auswahl)

Mitglieder der Ständigen Impfkommission (STIKO)

Prof. Dr. H.J. Schmitt, Mainz (Vorsitzender)
Prof. Dr. S. Dittmann, Berlin (stellv. Vorsitzender)
Prof. Dr. S. Bigl, Chemnitz
Prof. Dr. B. Fleckenstein, Erlangen
Prof. Dr. U. Heininger, Basel
Prof. Dr. F. Hofmann, Wuppertal
Frau Prof. Dr. C. Hülße, Rostock
Frau Prof. Dr. H. Idel, Düsseldorf
Prof. Dr. W. Jilg, Regensburg
Prof. Dr. R. von Kries, München
Dr. J. Leidel, Köln
Frau Dr. Lindlbauer-Eisenach, München
Dr. B. Metzinger, Bergisch-Gladbach
Prof. Dr. M. Röllinghoff, Erlangen
Prof. Dr. F.H. Sitzmann, Homburg
Prof. Dr. F. von Sonnenburg, München
Prof. Dr. F. Zepp, Mainz
Dr. G. Rasch (Sekretär)

Anschrift: Robert Koch-Institut,
FG 25, Präventionskonzepte und Impfprogramm
Stresemannstr. 90-102; 19063 Berlin
Tel.: 01888/754-0
Fax: 01888/754-2601
E mail: info@rki.de

Robert-Koch-Institut (RKI)

Direktor: Prof. Dr. Kurth
Nordufer 20; 13353 Berlin
Tel.: 030/45474

Paul-Ehrlich-Institut (PEI)

Direktor: Prof. Dr. Löwer
Paul-Ehrlich-Str. 51-59; 63225 Langen
Tel.:06103/77-0

Deutsches Grünes Kreuz (DGK)

Präsident: Prof. Dr. Stück
Am Schuhmarkt 4; 35037 Marburg
Tel.: 06421/293-0

Aktionskreis Impfschutz

Vorsitzender des wissenschaftlichen Beirates
Prof. Dr. Schneeweiß
Redaktionsbüro Martin Wiehl
Bebelstr. 53; 99086 Erfurt
Tel.: 0361/6435413
Fax 0361/6435406
E-mail: Impfschutz@gmx.de
Internet: http://www.aktionskreisimschutz.de

■ **Reiseberatung im Internet**

- Centrum für Reisemedizin:
  www.crm.de
- www.fit-for-travel.de
- www.cdc.de
- Deutsche Tropenmedizinische Gesellschaft:
  www.dtg.mwn.de

Weiterführende Literatur

6. Weiterführende Literatur

■ Allgemeine Impfliteratur

G Buchwald: Impfen - Das Geschäft mit der Angst. Alternativ heilen.Verlag Knaur, München 1997

L Dennhöfer: Impf-Lexikon. MD-Verlags-GmbH, München 1997

A Fenyves, B Schneeweiß: Impfstoffe und Sera In: Hagers Handbuch der Pharmazeutischen Praxis (Hrsg. F von Bruchhausen, S Ebel, E Hackenthal, U Holzgrabe). Springer 1999

U Heininger: Schutzimpfungen. In: DGPI Handbuch; Infektionen bei Kindern und Jungendlichen 2000

U Heininger: Impfratgeber. UNI-MED Verlag AG, Bremen 2001

M Hirte: Impfen - Pro & Contra. Droemersche Verlagsanstalt Th. Knaur Nachf., München 2001

Impfcodex Chiron Behring 1998

PL Kendrick, G Eldering. Amer J Publ Health 1936; 26: 506

H Kollaritsch, G Wiedermann (Hrsg): Leitfaden für Schutzimpfungen. Springer 2000

PA Offit, LM Bell: Vaccines: What every parent should know. IDG Books 1999

S Plotkin, W Orenstein: Vaccines. Saunders 1999

H-J Quadbeck-Seeger: Faszination - Innovation. Wiley-VCH 1998

Ute Quast, Sigrid Ley: Schutzimpfungen im Dialog. Kilian 1999

Ute Quast, Waltraud Thilo, R Fescharek: Impfreaktionen. Hippokrates 1997

Red Book 2000, Report of the Committee on Infectious Diseases; American Academy of Pediatrics

HJ Schmitt, Christel Hülße, W Raue (Hrsg): Schutzimpfungen. INFOMED 2001

HJ Schmitt (Hrsg): Alte und neue Impfstoffe in Deutschland - Grundlagen für künftige Entscheidungen. INFOMED 2001

H Spiess (Hrsg): Impfkompendium. G. Thieme 1999

B Stück (Hrsg): 200 Impffragen aus der pädiatrischen Praxis. H Marseille 2001

WHO vaccine preventable diseases: monitoring system - 2000 global summary

Department of vaccines and biologicals. World Health Organization, Geneva 2000

■ Grundlagen

BH Belohradsky, L Nißt: Impfungen bei sekundären Immundefekten. Ergebn Inn Med Kinderheilkd 1992; 60; 241 – 331

S Dittmann: Atypische Verläufe nach Schutzimpfungen. J.A. Barth Verlag, Leipzig 1981

G-R Burmester, A Pezzutto: Taschenatlas der Immunologie. Thieme 1998

S Dittmann: Risiken von Schutzimpfungen, internationale Erfahrungen bei der Erfassung von Impfschäden, Erfassung von Impfschäden in Deutschland. In: Impfreaktionen – Impfkomplikationen. Kilian 1995

A Fenyves, B Schneeweiß: Impfstoffe und Sera. In: Hagers Handbuch der Pharmazeutischen Praxis (Hrsg F von Bruchhausen, S Ebel, E Hackenthal, U Holzgrabe). Springer 1999, 761 - 792

S. Illing, T. Ledig: Lightfaden Impfungen. Fischer 2000

J Kanders, Paul-Ehrlich-Institut: BSE durch Arzneimittel nicht übertragbar. Kinder- und Jugendarzt 2001; 32; 319-320.

Brigitte Keller-Stanislawski: Impfstoff-Nebenwirkungen. In: Alte und neue Impfstoffe (Hrsg. HJ Schmitt). INFOMED 2001

R von Kries: Epidemiologie und Sozialmedizin In: Jugendmedizin (Hrsg D Palitzsch). Urban & Fischer 1999

G Maass (Hrsg): Impfreaktionen - Impfkomplikationen. Kilian 1995

G Maass: Aspekte der Kausalitätsbewertung. Vortrag Workshop Kausalitätsbewertung von UAW-Verdachtsfällen. 14.10.1998. Paul-Ehrlich-Institut, Langen

R Müller: Medizinische Mikrobiologie. Urban & Schwarzenberg 1950

S Plotkin, W Orenstein: Vaccines. Saunders 1999

Ute Quast: Zum richtigen Umgang mit Impfstoffen und Tuberkulin. Monatsschr Kinderheilkd 2001; 149: 344-349

Ute Quast, Waltraud Thilo, R Fescharek: Impfreaktionen - Bewertung und Differentialdiagnose. Hippokrates 1997

Red Book 2000, Report of the Committee on Infectious Diseases; American Academy of Pediatrics

PS Schönhöfer, H Wille: Das Bremer Erfassungssystem für arzneimittelbedingte Erkrankungen. päd praxis 1997; 52; 163-164

HJ Schmitt, C Hülße, W Raue (Hrsg): Schutzimpfungen. INFOMED 2001

K Stehr, U Heininger: Aktueller Stand der Keuchhustenschutzimpfung. päd praxis 1991; 42; 391-402

U Wahn, R Seeger, V Wahn: Pädiatrische Allergologie und Immunologie. Fischer 1999

Kathleen R Stratton, Cynthia J Howe, RB Johnston (Eds): Adverse Events Associated with Childhood Vaccines – Evidence Bearing on Causality. National Academy Press 1994

B Stück: Häufigkeit von gemeldeten "Impfschäden" - Definition der Begriffe. päd praxis 2000; 58; 384-386

Waltraud Thilo: Impfen in Deutschland: Erfahrungen aus den neuen Bundesländern. Die Gelben Hefte 1994; XXXI; 1-7

P Trunet et al.: The role of drug-induced illness in admission to an intensive care unit. Intensive Care Med 1986; 12, 43-48

S Wiersbitzky, Roswitha Bruns: Atypische Impfverläufe und aktuelle Impffragen. Kirchheim, Mainz 1995

M Zoppi et al.: Medikamentennebenwirkungen als wahrscheinliche Todesursache. Ergebnisse aus dem komprehensiven Spital Drug Monitoring Bern (CHDMB). Schweiz Med Wschr 1982; 112; 1808-1810

■ Empfehlungen

BH Belohradsky, L Nißt: Impfungen bei sekundären Immundefekten. Ergebn Inn Med Kinderheilk 1992; 60; 241-331

S Bigl, D Kluge: Pertussis - Epidemiologie, Schutzimpfungen und antiepidemische Maßnahmen im Freistaat Sachsen. Kinderärztl Praxis 1999, Sonderheft 2; 57–64

Bundesärztekammer: Vor Infektionen schützen - Repetitorium zum Impfen 2000

R Cremer: Impfungen von Frühgeborenen. Monatsschr. Kinderheilk. 1995; 143: 1006-1009

Epidemiol Bulletin 16/2001: Risikogebiete der Frühsommer-Meningoenzephalitis (FSME)

Impfempfehlungen der Ständigen Impfkommission (STIKO) am Robert-Koch-Institut / Stand Juli 2001. Epidemiol Bulletin 28/2001 (13. Juli 2001)

Z Kurugöl, S Erensoy, S Aksit, A Egemen, A Bilgic: Low-dose intradermal administration of recombinant hepatitis B vaccine in children: 5-year follow-up study. Vaccine 2001; 19: 3936-3939

J Prager: "Entwicklung eines Impfregimes für Kinder nach Knochenmarktransplantationen." Med. Habilitationsschrift, Universität Jena, 1992

M Schwanig: Diphtherie und Tetanus: Wie häufig braucht der Mensch Boosterdosen? In: Alte und neue Impfstoffe in Deutschland - Grundlagen für künftige Entscheidungen (Hrsg. HJ Schmitt) INFOMED, Berlin 2001

JS Wu, LY Hwang, KJ Goodman, RP Beasley: Hepatitis B vaccination in high-risk infants: 10-year follow-up. J Infect Dis 1999; 179: 1319-1325

F Zepp, H-J Schmitt, A Kaufhold, A Schuind, M Knuf, P Habermehl, C Meyer, H Bogaerts, M Slaoui, R Clemens: Evidence for induction of polysaccharide specific B-cell-memory in the 1st year of life: plain Haemophilus influenzae type b-PRP (Hib) boosters children primed with a tetanus-conjugate Hib-DTPa-HBV combined vaccine. Eur J Pediatr 1997; 156: 18-24

■ Durchführung

H-W Baenkler: Faszination Immunologie. Hippokrates 1992

Berufsverband für Kinder- und Jugendärzte: Impfleitfaden Chiron Behring 2000

M Cohn, RE Langman: The protection: The unit of humoral immunity selected by evolution. Immunological Reviews 1990, 115, 11-147

APF Ehlers: Rechtssicherheit beim Impfen. Vortrag auf der Sommer-Akademie für Pädiater, 18. August 2001 in Dresden

U Goering: Welche Impfungen braucht mein Kind? Eine Entscheidungshilfe für Eltern. Berufsverband der Kinder- und Jugendärzte Landesverband Bayern 2001

A Herrlich (Hrsg.): Handbuch der Schutzimpfungen. Springer 1965

Institute for Vaccine Safety Diabetes Workshop Panel: Childhood immunizations and type 1 diabetes: Summary of an Institute for Vaccine Safety Workshop. Pediatric Infectious Disease Journal 1999, 18, 217-222

Halsey NA et al.: Hepatitis B vaccine and central nervous system demyelinating diseases. Pediatric Infectious Disease Journal 1999, 18, 23-24

W Jilg: Hepatitis B-Impfung bei Jugendlichen. Kinderärztl Praxis 1999, Sonderheft 2, 22–25

B Laubereau, M Hermann, J Weil, H-J Schmitt, R von Kries: Durchimpfungsraten bei Kindern in Deutschland 1999. Monatsschr Kinderheilkd 2001; 149: 367-372

E von Mutius, C Fritzsch, SK Weiland, G Roell, H Magnussen: Prevalence of asthma and allergic disorders among children in united Germany: a descriptive comparison. Br Med J 1992; 305; 1395-1399

R Nanan, HW Kreth: Hindernisse bei der Durchsetzung der Masernimpfung. Kinderärztl Praxis 1999 Sonderheft 2, 33-35

A Nassauer, G Maass: Aufklärung vor Schutzimpfungen: Empfehlungen für die Praxis. In: Infektionsepidemiol Forsch 1998, I, 1-7

A Nassauer, S. Ley, U. Quast, G. Maass, HJ Schmitt: Mehr Rechtssicherheit beim Impfen? - Ein Diskussionsbeitrag. Bundesgesundheitsbl-Gesundheitsforsch-Gesundheitsschutz 2000; 43: 519-524

GH Schlund: Grundsätze ärztlicher Aufklärungsverpflichtung generell und vor Impfungen. Kinderärztl Praxis 1999, Sonderheft 2, 5-9

H-J Schmitt, R von Kries, B Hassenpflug, M Hermann, A Siedler, W Niessing: Epidemiologie invasiver Hib-Infektionen in Deutschland - Welchen Einfluss haben DTaP-Hib-Kombinationsimpfstoffe? Kinderärztl Praxis 2001, Nr. 2, 85-89

Taylor B et al.: Autism and measles, mumps, and rubella vaccine: no epidemiological evidence for a causal association. Lancet 1999, 353, 2026-2029

A Windorfer: Masern, Mumps und Röteln bei Jugendlichen. Kinderärztl Praxis 1999, Sonderheft 2, 26-30

■ **Fragen**

CA Alper et al.: Genetic prediction of nonresponse to hepatitis B vaccine. N Engl J Med 1989, 321, 708-712

R Clemens, R Sänger, J Kruppenbacher, W Höbel, W Stanbury, H Bock, W Jilg: Booster immunization of low- and non-responders after a standard three dose hepatitis B vaccine schedule - results of a postmarketing surveillance. Vaccine 1997, 15, 349-352

L Dennhöfer: Hepatitis B-Schutzimpfung. Zum Problem der unzureichenden Anti-HBs-Bildung. Dtsch Med Wschr 1990, 115, 1560-1565

DVV: Mumpsschutzimpfung und Diabetes mellitus Typ I. Bundesgesundheitsblatt 1989, 32, 237-239

M Forßbohm: Aktive und passive Fallsuche bei Tuberkulose. Kinderärztl Praxis 1999, Sonderheft 2, 13-16

MR Griffin et al.: Risk of sudden infant death syndrome after immunisation with diphtheria-tetanus-pertussis vaccine. N Engl J Med 1988, 319: 618-623

WH Haas: Diagnostisches Vorgehen bei der Tuberkulose im Kindes- und Jugendalter. Kinderärztl Praxis 1999, Sonderheft 2, 17-21

U Heininger: Pertussis - eine Kinderkrankheit? Bericht über ein Expertengespräch zur Fortführung des Impfschutzes bei Jugendlichen und Erwachsenen. Immunologie und Impfen 1999, 2: 100-103

HS Hoffmann et al.: Diphtheria-tetanus-pertussis immunisation and sudden infant death: Results of the National Institute of Health Study of Sudden Infant Death Syndrome Risk Factors. Pediatrics 1987, 79: 598-611

W Jilg, M Schmidt, F Deinhardt: Impfversagen nach Hepatitis B-Impfung: Effekt zusätzlicher Impfungen. Dtsch Med Wschr 1990, 15: 1545-1548

HW Kreth: Immunität und Schutzimpfungen. In: Impfkompendium (Hrsg Spiess), Thieme 1999

DM Jones, EM Sutcliffe: Group A meningococcal disease in England associated with the Haj. J Infect 1990, 21: 21-25

M Karvonen et al.: Association between type 1 diabetes and Haemophilus influenzae type b vaccination. In: Birth cohort study. Br Med J 1999, 318: 1169-1172

Brigitte Keller-Stanislawski: Impfstoff-Nebenwirkungen. In Alte und neue Impfstoffe in Deutschland, INFOMED 2001

U Krämer, H Behrend, R Dolgner, H Oppermann, U Ranft, J Ring, H-W Schlipköter: Prävalenzen von Atemwegserkrankungen, Allergien und Sensibilisierungen. Allergologie 1999, 22: 27-37

MD Kramer, R Wallich, H Hofmann, MM Simon: Lyme-Borreliose - Stand und Perspektiven der Diagnostik und Impfstoffentwicklung. Deutsches Ärzteblatt 2000, 97: B 2818-B 2820

R von Kries, HJ Schmitt: Diabetes mellitus nach Hib-Impfung? Kinderärztl Praxis 1999, 8: 589-590

JG Liese: Pertussis im Erwachsenenalter. Kinderärztl Praxis 1999, 8: 580

K Magdorf: Prävention der Tuberkulose bei Kindern. Kinderärztl Praxis 1999, Sonderheft 2: 10-12

U Nicolay, OE Giergsdies, A Banzoff, E Hundt, W Jilg: Diphtheria booster vaccination: one or two injections? Vaccine 1999, 17: 2223-2228

Ute Quast: Hundert und mehr knifflige Impffragen. Hippokrates-Verlag, Stuttgart 1999

M Ramsay, S Handysides: Meningococcal infection in pilgrims returning from the Haj. Eurosurveillance Weekly, special issue (7.4.2000) and 15/2000 (13.4.2000)

KP Ratzmann: Autoimmunität und Virusinfektionen beim Typ I-Diabetes mellitus. Dtsch Med Wschr 1987, 112: 200-201

P Richmond, R Borrow, E Miller, S Clark, F Sadler, A Fox, N Begg, R Morris, K Cartwright: Meningococcal serogroup C conjugate vaccine immunogenic in infancy and primes for memory. J Infect Dis 1999, 179: 1569-1572

M Schwanig: Diphtherie und Tetanus: Wie häufig braucht der Mensch Boosterdosen? In: Alte und neue Impfstoffe in Deutschland (Hrsg. HJ Schmitt), INFOMED 2001

B Stück: Mumpsschutzimpfung und Diabetes. Pädiatrie 1989, 5: 38

WHO - WER 1/2000 (7.1.2000), 7-8: Impfempfehlungen für die Einreise nach Saudi-Arabien aus dem Jahre 1998

Index

Index

A

Abrechnung 56, 60
Adjuvans 17
Agentur, Europäische 12
Aktionskreis Impfschutz 94
Allergie 50, 67
Allgemeinreaktionen 23
Aluminiumhydroxid 17
Aluminiumzysten 23, 59
Alveolarzellen 17
Anaphylaxie 29
Anthrax 11
Antibiotika 17, 67
Anti-HBs 43
Antikörperbestimmung 72
Antikörpermangel-Syndrom 49
Antikörpertiter 74
aP 39
Applikation 64
Arbeiten, steriles 64
Arthralgie 29
Arzneimittelgesetz 12
Arzneimittelwirkungen 22
    Unerwünschte 22
Asplenie 51
Asthma bronchiale 51
Asylsuchende 76
Atopische Dermatitis 51
Attenuierung 84
Aufbewahrung 19, 63
Aufklärungsgespräch 57
Auslandsreisende 61
Aussiedler 76
Autismus 68
Azellulärer Impfstoff 15

B

BCG-Impfung 65, 77
Begleitsubstanzen 13
Beipackzettel 70
Beratung 61
    vor Auslandsreise 61
Bernsteinsäure 17
Berufe mit regelmäßigem Kinderkontakt ...47
Berufsgruppen 47, 48
Bestellung 63
Bevorratung 63
BGH-Urteil 64
Biologische Waffen 53
Bordetella pertussis 36, 92
Borrelia burgdorferi 92
Borreliose 11
    Impfstoff 78
Botulismus 53, 54
b-Propiolacton 17
Brucellose 53
BSE 22, 67
Bundesgerichtshof 63

Bundesländer 31
B-Waffen 53

C

Chargenfreigabe 12
Cholera 11, 14
Clostridium tetani 35
Colitis 79
Corynebacterium diphtheriae 35, 92
CpG-Adjuvans 84

D

Dauerschäden 65
Dekontamination 17
Detoxifizierung 17
Deutsches Grünes Kreuz 94
Diabetes mellitus 51, 65, 79
Dialyse-Patienten 51
Diphtherie 10, 11, 14, 35, 41, 65
Diphtherie-Antitoxin 74
Disposition 48
DNA-Vakzinierung 79
Dokumentation 24, 60, 64
Down-Syndrom 51

E

Einzelfallberichte 21
Elimination 84
Elternrecht 77
EMEA 12, 21, 67
Enzephalitis 52
    Postvakzinale 65
Enzephalopathie 20
EPI 85
Epilepsie 51
Epstein-Barr-Virus-Infektion 80
Eradikation 20
Eradikationsprogramm 36
Erkrankung 10
    Impfpräventable 10
    Parasitäre 80
    Sexuell übertragbare 39
Erwachsene 41
    Empfehlungen von Impfungen 41
Exposition 41

F

Fachinformation 71
Fehler 63
Feiung, stille 10
Feldversuch 18
Fieber 28
Fieberkrampf 29
Formaldehyd 17
Frühgeborene 51
FSME 11, 14, 45, 46, 92
FSME-Viren 92

G

Ganzkeimimpfstoff 15
Gelatine 22
Gelbfieber 11, 14, 44
    Impfstellen 44
Gemeinschaft 27
Glomerulonephritis 29
Grundimmunisierung 71
    Unvollständige 71
Guillain-Barré-Syndrom 29, 79
Gutachter 27

H

Haemophilus influenzae Typ b 11, 14, 36
Halbwertszeit 74
Hämoglobinopathie 51
Hämophilie 51
Haushaltskontaktstudie 18
Hauterkrankungen 51
HAV-Antikörper 43
HBs-Antikörper 74
HBV 39
Heimbewohner 76
Helicobacter pylori 93
Hepatitis A 11, 14, 42, 72
Hepatitis A-Antikörper 74
Hepatitis A-Viren 92
Hepatitis B 11, 14, 21, 37, 43, 72
    Boosterdosis 37
    Immunprophylaxe bei Neugeborenen 34
    Impfung 76
Hepatitis B-Viren 93
Hepatitis C 80
Hepatitis, chronische 52
Herdimmunität 27
Herpes simplex-Viren 93
Herstellung 12
Herz- und Gefäßerkrankungen 52
Hg-Belastungsgrenze 67
Hib-Antikörper 74
Hib-Impfung 64, 79
Hilfsstoffe, proteinhaltige 67
Histiozyten 17
HIV-Infektion 50, 80
Hodgkin 50, 52
Hühnereiweiß 17, 67
Hühnereiweißallergie 72
Hühnerfibroblasten 72
Humanalbumin 17
Humorallehre 66
Hydrozephalus 52
Hyposensibilisierung 70
Hypotone hyporesponsive Episode 29

I

ICD-10 61
IfSG 28
IgA-Mangel 49
IgG-Subklassen-Mangel 49
Immundefekt, schwerer kombinierter 49
Immungedächtniszellen 18
Immunglobulinpräparate 75
Immunglobulin-Prophylaxe 74
Immunisierung 74
    Passive 74
Immunisierungsserie 70
Immunität 18
    boosterfähige 18, 36, 71
Immunogenität 18
Immunschwäche 66
    Passagere 66
Immunsuppression 50
Immunsystem 13, 18
    Arbeitsweise 67
    Überforderung 67
Impfaufklärung 57, 63
Impfberatung 41, 93
Impfdokumente 76
    Fehlen 76
Impfempfehlungen 34
Impffähigkeit 20
Impfgeschichte 10
Impfkalender 34
Impfkomplikation 22, 24, 26, 29, 64
    Definition 24
Impfkontaktpoliomyelitis 29
Impfkrankheit 23
Impfplan 34
Impfpoliomyelitis 29, 36
Impfrate 56
Impfreaktion 28, 29
Impfschaden 22, 24
    Anerkennung 22
    Begutachtung 27
    Definition 24
    Entschädigung 24
    Spektakulärer 79
Impfschutz 18, 19, 56
    Dauer 19
Impfskeptiker 64
Impfstatus 56
Impfstoffe 10, 12
    Alte 10
    Ausländische 71
    Biotechnologisch hergestellte 12, 13
    Verabreichung 58
Impfstoffentwicklung 80
Impfstoffnebenwirkungen 23
Impfstoffproduktion 21
    Moderne 21
Impfstrategie, nationale 27
Impftechnik 59
Impfung 49
    Ältere Personen 49
    Chronische Krankheiten 50
    Immunschwäche 49
    Postexpositionelle 72
Impfversager 76
Impfzertifikat 56
Inaktivierung 17
Indikationsimpfung 34, 41
Individuum 27
Infektion 66
    Natürliche 66

Infektionsschutzgesetz 28, 78
Influenza 11, 14, 40, 91
Injektionsstelle 58
Inkubationsimpfung 72
Interferenz 86
Intervall 70
Invagination 65, 78
Inzidenz 87
IPV 15, 39, 42
Isolator-Technologie 67

J

Japan-Enzephalitis 11
Jenner, Edward 20
Jugendliche 38
    Empfohlene Impfungen 38

K

Kälberserum 17
    Fetales 22
Kasein 22
Kassenleistung 31
Kendrick-Test 87
Keuchhusten 65
Kinderrecht 77
    UN-Konvention 77
Kinderwunsch 49
Kindstod, plötzlicher 79
Koinzidenz 22
Kombinationsimpfstoffe 13, 16, 34
Konjugat-Impfstoff 14
Konservierung 17
Konsiliar-Laboratorien 92
Kontraindikationen 57
    Falsche 58
Kortikosteroidtherapie 50
Kühlkette 19
Kühlschrank 19
    Temperaturbereiche 19
Kupffer-Sternzellen 17

L

Laborberufe 47
Lagerung 19
Lähmung 36
Laktose 22
Landesgesundheitsamt Hannover 36
Langerhans-Zellen 17
Lebendimpfstoffe 12
Lebensjahr, erstes 66
Leberzellkarzinom 37
Leberzirrhose 37
Leihimmunität 49
Leukämie 50, 52
Lifestyle 48
Liposom 87
Liquorpleozytose 29
Lokalreaktionen 23
Low-responder 76
Lymerix 78

M

Makrophagen 17

Malaria 80
Masern 10, 11, 14, 37, 65, 73, 91
Masernenzephalitis 37
Masernimpfung 76
Masern-Mumps-Röteln-Impfung 79
Masernparty 87
Meldeformular 26
Meldepflicht 24
Meldung 64
memory cells 18
Meningitis 52
Meningokokken 11, 14, 45, 91
    Konjugat-Impfstoff 77
Meningokokken-Gürtel 45
Merkblätter 57, 64
Metaanalysen 20
Mikroglia 17
Milzbrand 11, 53, 54
MMR 39, 72, 91
MMRV 80
Monozyten 17
Morbus Crohn 79
Mukoviszidose 52
Multiple Sklerose 21, 65
Mumps 11, 14, 37, 65, 73, 91
Mumpsimpfung 79
Musculus deltoideus 59
Musculus vastus lateralis 59
Mykobakterien 92

N

Nachholimpfung 34
Nachsorge 64
Narkose 52
Naturherde 46
Nebenwirkungen 19, 65
    Unerwünschte 20
Nephrotisches Syndrom 29, 52
Nestschutz, immunologischer 48
Neuritis 29
Neurodermitis 51
Nicolau-Syndrom 88
Non-responder 76
Nutzen-Risiko-Verhältnis 19, 30

O

Operation 52
OPSI 83
OPV 15, 36
Organtransplantation 52
OspA 78
Osteoklasten 17
Outer Surface Protein A 78

P

Paracelsus 66
Patienten, ausländische 64
Paul-Ehrlich-Institut 12, 30, 93
Pertussis 10, 11, 15, 36, 73
    Epidemiologie 20
    Impfenzephalopathie 20
    Impfstrategie 20
Pest 11, 53, 54

Stichwortregister

Pflegeberufe 47
Phagozyten, mononukleäre 17
Phenol 17
2-Phenoxyethanol 67
Phenoxyethanol 17
Piercen 39
Plasmodien 93
Pneumokokken 11, 15, 40
    Impfstoff 37, 80
    Impfung 37
Pocken 10, 11, 20, 53, 54, 65
    Ausrottung 20
Pockenimpfstoff 65
Poliomyelitis 10, 11, 15, 36, 42, 65, 92
Polio-Vakzine 15
    Inaktivierte 15, 37
    Orale 15, 36
Polyneuritis 29
Polyradikulitis 29
Populationsimmunität 27
Prävalenz 89
Prävention 10
Priming 36
Protektivität 18
Prüfung 12
Pseudomonas 93

Q

Q-Fieber 53
Quecksilber 21

R

Reaktion 24
    Anaphylaktische 24
Reaktivierung 71
Reaktogenität 19, 20
Rechtsvorschriften 12
Referenzzentren, Nationale 91
Reiseberatung 94
Reiseimpfung 41
Rezept 63
Riegelungsimpfung 72
Risiko-Verhältnis 30
Robert-Koch-Institut 30, 93
Rotavirus 11, 93
    Darminfektion 11
    Impfstoff 78
    Impfung 65
Röteln 11, 14, 37, 65, 73, 91
Röteln-Antikörper 74
Rötelnembryopathie 37
Rötelnvirus 37
RS-Viren 89, 93

S

Salmonella typhi 44
Salmonellen 92
Saudi-Arabien 77
Schlüsselnummern 61
Schutzwirkung 74

Schwangerschaft, Impfschutz 49
Selbstzahler 61
Seroprävalenz 89
Seuchen 20
Seuchenbekämpfung 20
Sichelzellanämie 51
Sicherheit 20
    Falsche 65
SIDS 79
Simultanimpfung 72
Spaltimpfstoff 14, 40
Sprechstundenbedarf 63
Squalen 17
Stabilisator 17
Standard 56
Standardimpfung 34
Ständige Impfkommission (STIKO) 30, 34, 93
    Mitglieder 93
Surveillance 31
Synovialzellen 17

T

Tätowieren 39
Tetanus 11, 15, 35, 41, 73
    Schutz nach Verletzungen 48
Tetanus-Antitoxin 74
Tetanushyperimmunisierung 74
Thalassämie 51
Therapiefreiheit 56, 71
Thiocyanat 17
Thiomersal 17, 21
    Allergie 21
Thrombozytopenie 29
Timerfonat 17
Tollwut 11, 15, 46, 47, 73
    Postexpositionelle Prophylaxe 47
Tollwut-Antikörper 74
Totimpfstoffe 12, 13
Towne 90
Toxoid 13, 90
Transplantatempfänger von Knochenmark 50
Transport 19
Tuberkulose 11, 77, 80
    Bekämpfung 77
Typhus 11, 15, 44, 92
T-Zellimmunität 74
T-Zellrezeptoren 67

U

Übersterblichkeit 40
Überwachung 31
Unfall 48

V

VAERS 91
Vakzination 20
Varicella-Zoster-Viren 93
Varizellen 11, 73
    Impfung 38
Vaskulitis 29
Verträglichkeit 19, 20
Vorimpfära 10

W

Waffen, biologische 53
Weiterbildungsrichtlinien 56

Z

Zecken 46
Zellen, dendritische 17
Zerebralparese, infantile 53
Zulassung 12, 30

Klinische Lehrbuchreihe
...Kompetenz und Didaktik!

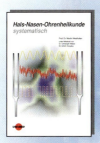
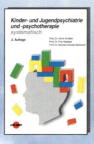
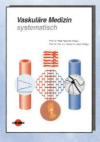
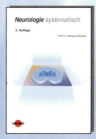
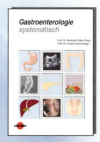
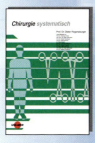
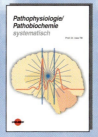
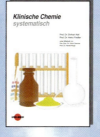
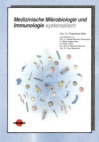
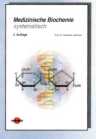
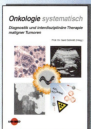
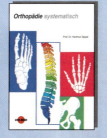
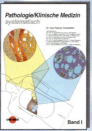
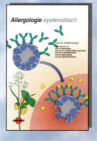
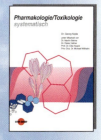
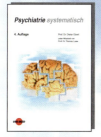
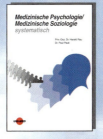
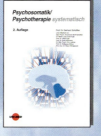
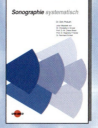
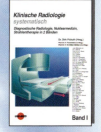
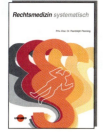
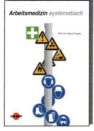
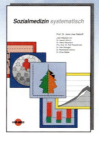
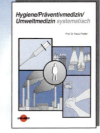
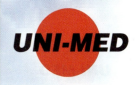

UNI-MED

Diagnostik • Therapie • Forschung
UNI-MED SCIENCE -
Topaktuelle Spezialthemen!

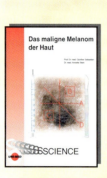
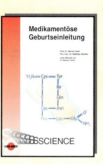
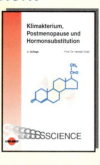
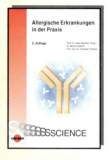
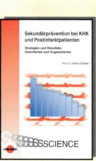
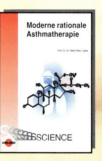
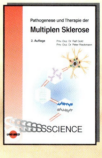
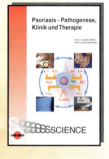
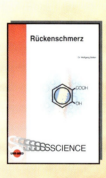
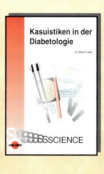
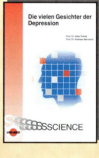
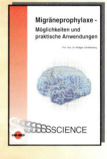
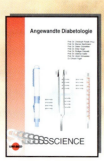
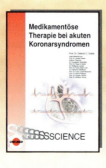
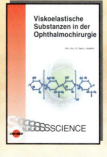
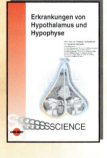

...und ständig aktuelle Neuerscheinungen!

Fachliteratur über klinische Infektiologie und Immunologie...

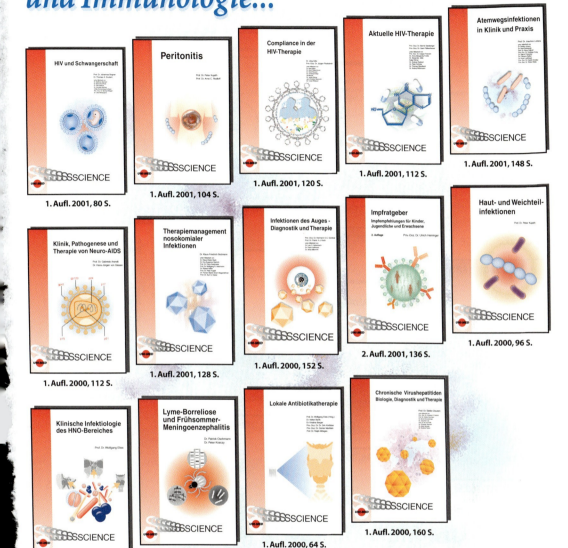

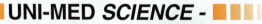

UNI-MED SCIENCE - Topaktuelle Spezialthemen!

...aus der Praxis - für die Praxis!

UNI-MED Verlag AG • Kurfürstenallee 130 • D-28211 Bremen
Telefon: 0421/2041-300 • Telefax: 0421/2041-444
e-mail: info@uni-med.de • Internet: http://www.un-med.de

Fachliteratur über Pädiatrie von UNI-MED...

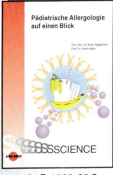
1. Aufl. 1999, 88 S.

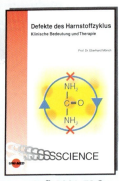
1. Aufl. 2001, 72 S.

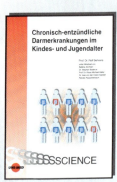
1. Aufl. 2001, 128 S.

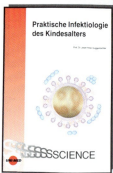
1. Aufl. 2001, 188 S.

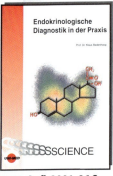
1. Aufl. 2001, 96 S.

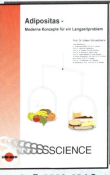
1. Aufl. 2000, 124 S.

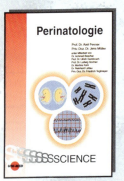
1. Aufl. 1998, 232 S.

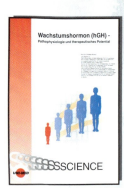
1. Aufl. 2001, 168 S.

UNI-MED *SCIENCE* – Topaktuelle Spezialthemen!

...nicht nur für Kinderärzte!

UNI-MED Verlag AG • Kurfürstenallee 130 • D-28211 Bremen
Telefon: 0421/2041-300 • Telefax: 0421/2041-444
e-mail: info@uni-med.de • Internet: http://www.uni-med.de